Georg Francken

Dr. ICH

Wie mündige Patienten sich im Medizinbetrieb behaupten und die optimale Behandlung finden

TRIAS

Vorwort

Liebe Leserin, lieber Leser,
die Idee zu diesem Buch hatte ich schon vor langer Zeit. Damals, als ich durch meine Krebserkrankung bereits in frühen Jahren erfahren musste, was es bedeutet, Patient zu sein. Damals, als ich zum ersten Mal dieses Gefühl des Ausgeliefertsein verspürte und hineingestoßen wurde in ein medizinisches System, das den Patienten lieber als Nummer in braunen Ordnern oder als digitale Datenspur im Computer verwaltet, statt sich mit ihm auseinanderzusetzen. Damals, als ich nicht wusste, wie es weitergehen würde, mit mir, mit der Krankheit und mit den Therapien.
Von heute auf morgen musste ich mich mit ganz anderen Themen beschäftigen und den mündigen Patienten erst einmal in mir entwickeln. Nicht Familie, Kinder und Karriere standen plötzlich auf der Agenda, sondern schlicht mein eigenes Überleben. Und dieses Ringen ging über Jahre. Ein langer, aber auch bereichernder Prozess, durch den ich viel über mich selbst und über Krankheit, Ärzte und Patientsein schlechthin gelernt habe.
So erlebte ich gravierende, lebensbedrohende Rückfälle und durchmaß Schritt für Schritt das unendlich weite Feld der Schulmedizin. Mich erwarteten ein auf den ersten Blick undurchdringlicher Therapiedschungel mit all seinen Tücken, gepaart mit menschlichen Unzulänglichkeiten und mit einer kalten, menschenfernen Technik, und nicht zuletzt unsägliche Standardtherapien, bei denen alle über einen Kamm geschoren werden. Diese Erfahrungen machten für mich schon nach wenigen Wochen die Ganzheitsmedizin so interessant. Die Fortschritte der Schulmedizin will ich dabei gar nicht kleinreden. In der Intensivmedizin, in der Transplantations- und OP-Technik hat sie imposante Leistungen vollbracht. Auch in der Vorsorge. Allerdings tritt sie bei den chronischen Erkrankungen häufig auf der Stelle und stößt ebenso schnell wie hartnäckig an ihre Grenzen. Die Überlebenszeiten bei metastasiertem Brustkrebs sind heute genauso gut oder schlecht wie vor 40 Jahren. Schon das allein ist bedenklich angesichts der vielen Heilsmeldungen in den Medien, die nur allzu oft auf fragwürdigen oder

minimalen Studien beruhen und dann zu Therapien führen, die viel Elend über die Patienten bringen. Ganz gleich, wie der Befund lautet und welche Behandlung angesetzt wird, die Lebensqualität sollte bei Therapieentscheidungen immer oberste Priorität besitzen. Ich weiß, wovon ich spreche und wie diese Überlegungen, ob man sich auf eine Therapie oder auch Vorsorgemaßnahmen einlassen soll oder nicht, die eigene Psyche belasten können. Aber daran habe ich mein Handeln immer abgeglichen – bis heute. Bringt mir das tatsächlich etwas? Welche Nachteile verstecken sich dahinter? Mit welchen Folgen muss ich rechnen und will ich die überhaupt tragen? Steht das Ganze im Verhältnis zum gewünschten Ergebnis, das mir keiner garantieren kann? Diesen Fragen müssen sich mündige Patienten stellen. So auch im Fall der Schweinegrippe. Impfung, ja oder nein? Birgt der Impfstoff mit den umstrittenen Adjuvanzien (Verstärker für die Immunreaktion) Risiken? Benötige ich überhaupt den Impfstoff? Und sich dann entscheiden. Ganz allein. Kein Arzt nimmt einem am Ende diesen Schritt ab. Er kann nur beraten, helfen und unterstützen, mehr nicht. So werden wir – oder besser – müssen wir auf die eine oder andere Art zum Experten werden und unser eigener Arzt.

So wuchs die Idee, anderen Menschen ein Buch an die Hand zu geben, das die vielen Informationen und Lebenserfahrungen bündelt und das Leser wie Patienten in kürzester Zeit in die Lage versetzt, die für sie optimale Behandlung oder den besten Therapeuten zu finden. Das schließt natürlich mit ein, dass Sie als Patient Ihr Selbstbewusstsein neu entdecken und Ihre Rechte durchsetzen, um selbst in Krisensituationen allzu forschen Ärzten Paroli bieten zu können. Ehrlich gesagt, ist das nicht einfach und mehr als tagesformabhängig, denn der Anspruch, über die eigene Krankheit und deren Therapie mitzubestimmen, muss immer wieder hart erkämpft werden. Doch am Ende wird jeder auf die eine oder andere Art seinen individuellen Weg für eine optimale Behandlung finden. Die wird bei dem einen vielleicht ganz anders aussehen als bei mir, bei einem anderen wiederum fast ähnlich sein. Was ich damit sagen will? Es gibt keinen Königsweg und keine heilende Pille, mit deren Einnahme alle Probleme beseitigt sind. Gerade die chronischen Erkrankungen wie Diabetes, Rheuma, multiple Sklerose bis hin zu Krebs stellen an die Patienten von heute ganz neue Herausforderungen. Patentrezepte will und kann dieses Buch dabei nicht liefern. Wie auch? Was richtig oder falsch ist, muss jeder für sich entscheiden. So verlässt sich mancher lieber auf die Wirkung der Chemotherapie bei der Krebsbekämpfung oder auf blutfettsenkende Statine beim metabolischen Syndrom, ein anderer wiederum vertraut eher einer alternativen Krebstherapie oder der Veränderung des eigenen Lebensstils, um den gestörten Fettstoffwechsel in den Griff zu bekommen. Meine Erfahrung hat mich gelehrt, dass es entscheidend darauf ankommt, wie man sich mit der eigenen Krankheit auseinandersetzt, um die beste Behandlung für sich zu finden und sie dann auch mit allen Konsequenzen durchzustehen. Ich habe mich damals für eine alternative Krebsbehandlung entschieden – gegen Chemotherapie und Bestrahlung. Alle Schulmediziner warnten mich vor dem Schritt. Aus ihrer Sicht durchaus verständlich und nachvollziehbar. Trotzdem entschied ich mich gegen ihre Empfehlungen – der Entschluss meines Lebens.

Mittlerweile sind manche Dinge in Bewegung geraten, die auch an der Schulmedizin nicht spurlos vorübergehen. Mündige Patienten spielen inzwischen eine viel aktivere Rolle und mischen den eher auf Unterdrückung organisierten Medizinbetrieb auf. Neue Technologien helfen ihnen dabei. Während ich mir noch mühsam und zeitintensiv zu bestimmten Therapien Studien aus Zeitschriftenarchiven oder Bibliotheken besorgen musste, erlaubt das Internet heute eine Recherche nahezu in Echtzeit. Eine Demokratisierung der Informationen, die Patienten viele Möglichkeiten bietet, aber natürlich auch Gefahren birgt. Beachtet man aber ein paar Grundprinzipien, bekommt man heute Recherchedaten, von denen ich vor wenigen Jahren noch nicht einmal zu träumen gewagt hätte. Eine Form von Mündigkeit, die sich auch auf andere Lebensbereiche erstreckt, denn wie wir uns ernähren und ob wir uns ausreichend bewegen – auch das hat Auswirkungen auf unsere Gesundheit und auf die optimale Wirksamkeit von Therapien. Bei Patienten setzt das zweifelsohne ein hohes Maß an Selbstverantwortung voraus und die Bereitschaft, den Lebensstil zu wählen, der einen gesund erhält oder wieder macht. Eines muss klar sein: Jede Operation, jede Therapie, jedes Medikament stellt grundsätzlich ein potenzielles Risiko dar. Solange wir dieses umgehen können, umso besser. Und wir sollten uns keinen Illusionen hingeben, dass sich diese Situation in absehbarer Zeit ändert. Im Gegenteil: Schlimmeres ist zu befürchten, denn das Gesundheitssystem kann auf Dauer nicht mehr die Leistungen bieten wie bisher. So warnte Ärztepräsident Jörg-Dietrich Hoppe auf dem 112. Deutschen Ärztetag vor einer Rationierung der Medizin. Wer »heute behauptet, die umfassende Gesundheitsversorgung sei sicher, der sagt schlicht und einfach nicht die Wahrheit«, so Hoppe. Was das im Klartext bereits jetzt bedeutet, zeigt eine repräsentative Umfrage der Universität Tübingen. Mehr als drei Viertel der dort befragten Kardiologen und Intensivmediziner an deutschen Krankenhäusern gaben an, Patienten aus Kostengründen schon einmal sinnvolle, aber teure Therapien oder Medikamente vorenthalten zu haben. 13 Prozent gaben an, sie täten dies sogar mehr als einmal die Woche. Das Ergebnis deckt sich mit einer Umfrage im Auftrag des Versicherungskonzerns Allianz für die Marktforschungsfirma GfK (Gesellschaft für Konsumforschung). Darin äußert die Mehrheit der Bevölkerung die Befürchtung, dass sich die medizinische Versorgung verschlechtern wird und in Zukunft nicht mehr alle Leistungen für alle Menschen zur Verfügung stehen werden.

Diese Sorgen sind nicht unberechtigt. Zwar pumpen wir weiter viel, viel Geld ins Gesundheitssystem, aber das meiste davon verpufft und kommt nicht an den entsprechenden Stellen an. So werden die Krankenkassenbeiträge auch im nächsten Jahr steigen, was nicht bedeutet, dass damit auch die medizinischen Leistungen besser werden. Neben den Pharmaherstellern, die über Jahre kaum einen Beitrag zur Kostendämpfung lieferten, sondern durch neue und sehr teure Medikamente, beispielsweise in der Krebsmedizin, die Arzneimittelkosten derzeit explodieren lassen, tragen auch wir als Patienten einen Großteil der Schuld. Wegen jedem noch so kleinen Zipperlein rennen wir zum Arzt, lassen uns Medikamente für dieses und jenes verschreiben, nehmen sie dann noch nicht mal nach Vorschrift ein und schmeißen sie hinterher einfach weg. Rund 35 Prozent der Männer und 40 Prozent der Frauen über 65 Jahren erhalten neun oder mehr verschiedene Wirkstoffe in Dauertherapie. Zu diesem Ergebnis kam kürzlich der »Rat zur Begutachtung der Entwicklung im Gesundheitswesen« in einer Untersuchung für das Gesundheitsministerium. Weniger wäre mehr. Das daraus unerwünschte Wechselwirkungen entstehen (siehe Kapitel »Risiko Pillen«, Seite 74) liegt auf der Hand. Und das Schlimme: Ein Viertel der eingenommenen Pillen wird gar nicht vom Arzt verschrieben, geschweige denn, dass er davon wüsste. Auch hier ist ein mündiger Patient gefragt, zumal wir Arzneimittel oft genauso verantwortungslos konsumieren wie Alkohol oder Nikotin. Um seine Gesundheit muss sich der mündige Patient nun mal selber kümmern. Niemand anderer. Kein Arzt, kein Pharmahersteller und auch kein Politiker.

Das mag manchem nicht schmecken, aber spätestens wenn er krank wird, erlebt er hautnah und oft mit aller Härte, was das bedeutet. Doch Zeit für Veränderung bleibt jedem, und dabei soll dieses Buch helfen. Die einen suchen nach neuen, effektiven und die Lebensqualität fördernden Therapien, die anderen wiederum wollen lernen, wie man seinen Lebensstil von der Ernährung bis zum Sport ändert, wie man seinem Arzt begegnet, wie man Studien liest oder im Internet richtig recherchiert, um die beste Klinik für eine Operation zu finden. Mehrere 100 Tipps sind auf diese Weise zusammengekommen, sie beruhen zum Teil auch auf eigenen Erfahrungen als Patient. Sie sollen Ihnen zeigen, wie man von vorneherein bestimmte Risiken umgeht und warum solche Erfahrungen manchmal auch Teil des eigenen Wegs sind. Oft notwendig und manchmal unumgänglich. Von den Therapeuten sollten Sie sich jedenfalls nicht irritieren lassen. Meine Ärzte warnten mich vor Heilpraktikern, diese vor den Ärzten und andere wiederum vor den Homöopathen. Jeder beharrte darauf, dass nur er recht habe und nur seine Therapie helfe. Hätte ich darauf gehört, würde ich heute nicht mehr leben. Ganz sicher. Als Patient sollten Sie wieder lernen, auf Ihre innere Stimme zu hören und zu vertrauen, bei sich zu sein und zu spüren, was Ihnen guttut – dem Körper wie der Seele. Dann stehen Sie auch hinter Ihrer Entscheidung und können notfalls sogar äußerst belastende schulmedizinische Behandlungen besser überstehen. Schließlich ist unsere innere Stimme der beste Ratgeber und Beschützer auf dem Weg zur Heilung. Vertrauen Sie darauf, dann werden Sie alles richtig machen und Ihren ganz persönlichen und selbstbestimmten Weg zum Gesundwerden finden. Und der ist immer der beste!

Mündiger Patient, bitte wer?

Ob im Fernsehen, in Zeitschriften, Zeitungen oder im Internet – zu medizinischen Themen erhalten wir heute überall Rat. Meist garniert mit vielen Tipps, was wir zu tun oder zu lassen haben, damit wir lange jung und vor allem gesund bleiben. Dadurch sind nahezu jedem von uns die Gefahren von Übergewicht und Bewegungsmangel bewusst, und wir wissen um deren Risiken für Blutdruck, Blutgefäße, Herzkrankheiten und Diabetes. Aber was machen wir? Lernen wir daraus? Entrümpeln wir tatsächlich unseren Kühlschank von gefährlichen Dickmachern und schädlichen Billigfetten, verbannen wir Chips, Schokoriegel & Co. aus unserem täglichen Leben? Oder noch besser: Fangen wir an zu joggen – möglichst jeden Tag für ca. 30 Minuten – oder gehen wir zum Krafttraining ins Fitnessstudio? Ich befürchte, viele, zu viele werden erst einmal gar nichts davon unternehmen, obwohl sie täglich mit vielen nützlichen Anregungen in Büchern, Zeitschriften, Fernsehen, Blogs oder Foren bis hin zu Twitter überschüttet werden. In einer FORSA-Umfrage antworteten kürzlich 86 Prozent der Teilnehmer auf die Frage, ob sie sich durch die Kochshows im Fernsehen gesünder ernähren würden, mit nein. 75 Prozent gaben an, noch niemals ein Rezept von den TV-Köchen nachgekocht zu haben. Warum beeindrucken uns solche Anregungen und Informationen nur so wenig? Warum lassen wir in unserem Lebensstil keine Veränderung zu, obwohl der Sinn solchen Handelns längst wissenschaftlich nachgewiesen ist? Schließlich ließe sich mindestens jeder zweite Krebstodesfall in den USA – und hierzulande natürlich auch – nach einer Studie der Amerikanischen Krebsgesellschaft (ACS) vermeiden, wenn die Ratschläge von Gesundheitsexperten berücksichtigt würden. Kein Tabakkonsum, viel Bewegung und gesunde Ernährung würden, so der Epidemiologe Michael Thun von der ACS, das Risiko für die meisten Tumorarten um 60 Prozent senken. Seine Daten decken sich mit einer älteren US-amerikanischen Untersuchung, bei der die Forscher rund 35 Prozent der Tumorerkrankungen allein auf falsche Ernährungsgewohnheiten zurückführen. Auf was warten wir also? Müssen wir erst krank werden, um zu reagieren? Sind wir zu bequem, zu faul oder einfach nur verantwortungslos? Uns gegenüber, unserem Körper und unserem höchsten Gut – unserer Gesundheit?

Vielen von uns ist allerdings die Wahrnehmung dafür verlorengegangen. Männern mehr als Frauen. Die kleinen feinen Signale, die unser Körper tagtäglich aussendet, verstehen wir einfach nicht. Schlimmer noch: Wir ignorieren sie, wie wir einfach alles ausblenden, was mit der Gesundheit unseres Körpers zusammenhängt. Ein leichtes Stechen in der Herzgegend, unruhiger Schlaf, Kopfschmerzen in Stressphasen oder Unkonzentriertheit registrieren wir nur ganz nebenbei. Wir schieben es auf die Lebensgewohnheiten, den Stress, den Job, die Familie. In Ausreden sind wir ganz groß und wundern uns dann, wenn wir beim Arzt die Rechnung präsentiert bekommen.
Der mündige Patient kehrt im übertragenen Sinne erst einmal vor der eignen Tür. Er ändert seinen passiven, die eigenen Ressourcen ausbeutenden Lebensstil und trägt dazu bei, lange gesund und vital zu bleiben. Das ist oft ein langer Prozess, das geht nicht von heute auf morgen. Ich vergleiche das gerne mit einer Zwiebel: Schale für Schale häuten wir sie, bis wir zu ihrem Kern vorstoßen. Bei dem einen geht das über Jahre, bei dem anderen in wenigen Monaten. Genussverzicht und auszehrende Askese sind gar nicht das Ziel. Es kommt dabei nur auf den Blickwinkel an. Schließlich lässt sich Verzicht auch als Bereicherung verstehen. Und wenn man dann doch krank wird, fällt es dem Körper leichter, auf Therapien anzusprechen und zu regenerieren. Ich habe das selber erlebt, als ich an Krebs erkrankte. Als Leistungssportler war ich darauf getrimmt, meinen Körper, seine Funktionen oder auch sein Nichtfunktionieren bewusst wahrzunehmen, so wie ich es heute noch mache. Und ich kann Ihnen versichern, dass ich heute nicht mehr leben würde, hätte ich das nicht gemacht. Wer heilt, hat recht, heißt es so schön. Und wer die Facetten dieser Möglichkeiten kennenlernen darf

und sich darauf einlässt, wird überrascht sein, was alles machbar ist. Nehmen Sie Ihre Krankheit deshalb nicht als unabwendbares Schicksal, denn das bedeutet nur ein ständiges Lamentieren über das »Warum gerade ich«. Sehen Sie darin lieber eine Herausforderung. Verändern Sie, nehmen Sie Ihr Schicksal selbst in die Hand. Vor allem aber zollen Sie Ihrem Körper dabei Respekt, den hat er insbesondere in Krisenzeiten verdient. Sie werden sehen, wie er Sie beim Gesundwerden unterstützt. Geben Sie ihm endlich das, was er braucht, um sich zu heilen. Geben Sie ihm das Beste. Ihre Zuwendung und Ihr Hinhören. Sie werden sagen, prima, das hört sich alles nett an, oder Sie werden abwiegeln und alles für Humbug halten. Das kann ich verstehen. Aber im Grunde Ihres Herzens wissen Sie es bereits selbst, den Weg aus der Krankheit bestimmen nur Sie. Nur gehen müssen Sie ihn jetzt noch. Dazu bedarf es vieler Informationen, Entscheidungen und Veränderungen. Das kann Ihnen keiner abnehmen. Sie bestimmen als mündiger, autonomer Patient, wie es weitergeht. Dann erst kommt der Arzt. Er und seine Therapien helfen Ihnen dabei, aber heilen – heilen tun Sie sich am Ende selbst. Und was Ihnen dabei helfen kann, lesen Sie in den folgenden Kapiteln.

Auf dem Weg zur Selbstverantwortung

Nun muss ich feststellen, dass sich gerade in den vergangenen zehn Jahren die Situation der Patienten grundlegend geändert hat. Zum einen hat die schon erwähnte technologische Entwicklung mit dem Internet als Informationsträger Entscheidendes dazu beigetragen. Recherchen zu Krankheitssymptomen, Indikationen und Therapien sind schnell und im Überfluss zu bekommen. Zum anderen entwickeln die Patienten von heute auch ein neues Selbstverständnis. Die Zeit des blinden, naiven Vertrauens auf den Ratschlag der Ärzte scheint sich langsam dem Ende zuzuneigen. Mehr noch: Die weitverbreitete Enttäuschung über die wissenschaftliche Medizin treibt die Menschen immer häufiger in die Arme alternativer Therapeuten.

Hier finden sie oft die Zuwendung, den Dialog und das Verständnis, das ihnen die kalte, von Rechthaberei, Arroganz und purer Technik dominierte Schulmedizin meist verwehrt. Dabei will der aufgeklärte Patient doch nur umfassend informiert sein und über die Therapieentscheidung wie über den Behandlungsplan mitbestimmen. Vom aufwendig verwalteten Kranken entwickelt er sich langsam zum mündigen Patienten. Gott sei Dank!

Doch ist eine solche Selbstbestimmung auch eng an Selbstverantwortung gekoppelt, d.h., wir müssen gerade durch unser Verhalten zum Therapieerfolg beitragen. Den Kopf in den Sand zu stecken und zu hoffen, dass es uns nicht treffen oder dass es schon irgendwie gutgehen wird, hilft niemandem weiter. Vor allem nicht dem maroden Gesundheitssystem, das immer stärker unter der Kostenlawine ächzt und seine Leistungen in Zukunft noch viel weiter einschränken wird, als wir uns das heute überhaupt vorstellen können. Ein mündiger Patient sollte deshalb Veränderungen im Umgang mit seiner Erkrankung nicht nur von seinem Arzt und Therapeuten verlangen, sondern insbesondere von sich selbst! Er kultiviert notfalls einen neuen, gesünderen Lebensstil und trägt das entscheidende Scherflein zum Therapieerfolg bei. Allerdings scheinen sich noch zu viele aus dieser Selbstverantwortung zu stehlen. Nur die Pille zu schlucken reicht längst nicht mehr. Patienten von heute müssen sich um ihr körperliches und seelisches Wohl kümmern – ebenso wie diejenigen, die noch nicht von einer Krankheit betroffen sind.

Allerdings haben wir es uns in der Rundumversorgungsmentalität in jeglicher Beziehung bequem gemacht und verlernt, für uns selbst Verantwortung zu übernehmen. Das gilt im politisch-gesellschaftlichen Bereich genauso wie im medizinischen. Und ich spreche hier nicht wie der Blinde von den Farben. Vielmehr habe ich selber diese Erfahrungen gemacht – nach der Diagnose Hodenkrebs und meiner Suche nach Heilung. Dabei bin ich viele neue Wege gegangen, die oft mit Risiken behaftet waren; ich musste lernen, Rückschläge zu verkraften und mit massiver Metastasenbildung umzugehen, ich durchlief angstvolle und euphorische Phasen, ich stürzte in Abgründe und erklomm ungeahnte Höhen, ich spürte die Kraft des Glaubens und erlebte am eigenen Körper, dass zum Überstehen von scheinbar aussichtslosen Phasen einfach mehr gehört als Strahlen- oder Chemotherapie. Mehrfach gehäutet und durchgerüttelt vom Leben, hat mir der Krebs so die Chance auf eine gesunde, glückliche Zukunft geschenkt. Doch dazu musste ich mein Leben selbst in die Hand nehmen, das konnten und sollten mir kein Arzt und keine Therapie der Welt abnehmen.

Mündigkeit will erkämpft sein

Selbstbewusster und kritischer als früher sehen Patienten im Arzt weniger den »Halbgott in Weiß« als vielmehr einen Partner, der sie auf ihrem Wege begleiten soll. Sie wollen entscheiden und nicht überwiesen und fremdbestimmt werden. Ärztliche Heilkunst von heute besteht u. a. auch darin, Patienten bei der Wahl ihres Weges zu beraten und zu begleiten. Und diese wiederum sollten um die Risiken ihrer Entscheidungen wissen. Sie sollten trennen können zwischen Wissen und Halbwissen und keinen gefährlichen Heilungsmythen aufsitzen. Dabei kann ihnen der Arzt helfen, und nur in einer solchen Partnerschaft kann der Patient mündig werden. Das gibt ihm dann auch die Kraft, um lange und belastende Therapien durchzustehen. Allerdings muss diese Mündigkeit immer wieder neu erkämpft werden. Das gelingt einem mal mehr, mal weniger:

Neulich plagte mich eine Erkältung mit Husten und leichtem Fieber. 14 Tage drangsalierte mich der Infekt, so dass mich selbst kleine Spaziergänge mit meinem Hund komplett außer Atem brachten und erschöpften. Ich fühlte mich einfach elend. Also konsultierte ich gleich einen Lungenfacharzt, weil Freunde und Kollegen mir immer wieder erzählten, wie viele Leute derzeit Lungenentzündungen hätten. Beim Spezialisten musste ich verschiedene Tests absolvieren, u. a. auch eine Röntgenuntersuchung. Eigentlich war mir das suspekt, weil ich es für überflüssig hielt und seit Jahren penibel darauf achtete, möglichst wenig Röntgenstrahlung abzubekommen. Aber ich ließ mich dazu überreden, weil der Arzt mir Angst machte, er könne sonst eine Lungenentzündung nicht definitiv ausschließen. Auf mein Körpergefühl hörte ich nicht, das bereits ein – wenn auch langsames – Abklingen des Infekts signalisierte. Ich ließ mich röntgen und ärgerte mich hinterher maßlos, dass ich meinem Körper nicht noch etwas Regenerierungszeit gegönnt hatte. Die Aufnahmen waren dann auch, wie ich es vermutet hatte, nämlich makellos. Dennoch riet mir der Arzt, unbedingt ein kortisonhaltiges Präparat über drei Monate einzunehmen, damit der Infekt nicht in eine Allergie überginge. Seine Assistentin würde mir das Procedere genau erklären. Das war mir dann doch zu viel. Ich sagte endlich nein und verließ kopfschüttelnd die Praxis. Am nächsten Morgen fuhren meine Frau und ich für ein paar Tage zur Erholung, und Sie werden es bereits ahnen: Der Infekt war wie von Zauberhand verschwunden. Bis heute hat sich keine allergische Reaktion eingestellt. Was will ich damit sagen? Dass wir uns oft allzu leicht zu Diagnosemethoden oder Therapien überreden lassen und einfach schlucken, was uns der Arzt sagt, und dass wir zu selten auf unser Körpergefühl hören.

Oder ein anderer Fall: Nach meiner Krebsoperation musste ich zur Lymphographie, die ein junger, unerfahrener Assistenzarzt durchführen sollte. Dabei wird ein jodhaltiges Kontrastmittel in die Lymphbahn am Fußrücken infiltriert, um beim anschließenden Röntgen mögliche Metastasen im Lymphsystem sichtbar zu machen. Eigentlich ein kleiner Eingriff mit einer kleinen, kaum sichtbaren Wundstelle. Er schnitt also bei örtlicher Betäubung meine Fußrücken auf. Erst war die Wunde noch sehr klein, doch nachdem er keine Lymphbahn zu fassen bekam, stümperte er immer weiter, bis zwei riesige Wunden quer über beide Fußrücken entstanden waren. Meine Einlassung, endlich damit aufzuhören, weil es doch keinen Zweck hätte, ignorierte er einfach. Erst als ich ihm drohte, diese Inkompetenz mir nicht weiter gefallen zu lassen, hatte er ein Einsehen. Später hatte ich noch überlegt, dagegen rechtlich vorzugehen (siehe Kapitel »Mein Recht als Patient«, Seite 81), aber ich wollte meine Kräfte für Wichtigeres schonen. Bis heute erinnern mich diese Male, was ärztliche Unfähigkeit bewirken kann. Und dabei handelte es sich nur um einen kleinen, bescheidenen Eingriff. Wie sich solche Fehler vermeiden lassen und wie Patienten dabei mithelfen können, beschreibt das Kapitel »Pfusch am Patienten«, Seite 69 ff.

Zu guter Letzt: Als bei mir wenige Jahre nach der ersten Krebsoperation Metastasen entdeckt wurden, machte mir mein behandelnder Arzt in der Onkologischen Ambulanz Druck. »Sie müssen sofort eine Chemotherapie absolvieren«, sagte er. Ich würde mit meinem Leben spielen, und jeder Tag würde zählen. Er hatte schon die Nadel für die Infusion in der Hand, als ich in einem letzten Kraftakt von der Liege aufsprang und sagte, dass ich noch meinen Arzt im Allgäu ein letztes Mal aufsuchen möchte. Ich konnte mir nicht vorstellen, dass die Chemotherapie für mich das Mittel der Wahl sei. Vielleicht eine Eingebung, die mir das Leben gerettet hat, ich weiß es nicht. Jedenfalls fuhr ich noch in der Nacht nach Süddeutschland und stand morgens bei meinem Arzt auf der Matte. Als er mich sah, wusste er schon Bescheid. Er gab mir Globuli eines homöopathischen Mittels und setzte ein paar Akupunkturnadeln. Mehr nicht. Stunden später setzte der Selbstheilungsprozess ein, der über Jahre verlief und die Metastasen schrumpfen und am Ende sogar ganz verschwinden ließ. Für meine Onkologen war dies unerklärlich; nach ihrer Meinung musste die ganze Sache auf einer angeblichen Fehldiagnose beruhen (so gesehen, hätten sie also auch wieder versagt!). Für mich war das nur eine faule Ausrede, weil sie das Ergebnis nicht akzeptieren konnten, da es ihrer antrainierten Lehrmeinung widersprach. Mir war das jedenfalls egal, machte es doch nur deutlich, dass ich meinen Weg weitergehen musste.

Entscheidend bleibt, dass ein mündiger Patient lernen muss, sich selbst zu vertrauen und Verantwortung für sich zu übernehmen. Das ist am Anfang schwierig, wird mit der Zeit aber immer leichter. Zugegeben, bei massiven gesundheitlichen Problemen mit kleinen Zeitfenstern für eine Gesundung ist das schwierig und erfordert einen hohen energetischen Einsatz, den mancher Patient aufgrund seines Krankheitsverlaufes einfach nicht hat.

Mein Tipp: Zeigen Sie bei Ärzten mehr Selbstbewusstsein. Eine gewisse Hartnäckigkeit kann von Vorteil sein, auch wenn es Ihnen vielleicht schwerfällt. Denken Sie immer daran, Sie sind kein Bittsteller. Führen Sie Ihre Therapien nicht aus Gehorsam, sondern aus Überzeugung durch. Das gelingt mit einem starken Arzt an Ihrer Seite, der Sie in alle Entscheidungen einbindet. Mit einem wichtigen psychologischen Effekt: Längere und belastende Behandlungen stehen Sie leichter durch und absolvieren auch vorbeugende Maßnahmen erfolgreicher. So bekommen Sie dann die bestmögliche medizinische Versorgung – weil SIE es wollen!

Kleiner Unterschied mit großen Folgen

Dass Frauen und Männer grundsätzlich anders ticken, wird oft genug kolportiert. Doch in der Medizin wurde dieser Verschiedenartigkeit bei der Therapie bisher kaum oder nie Rechnung getragen. Obwohl die Geschlechter bei bestimmten Krankheiten völlig unterschiedlich auf Therapien reagieren, ist dieser Umstand bis heute weder in das Bewusstsein der Patienten noch in das vieler Ärzte vorgedrungen. Was das bedeuten kann, zeigt sich exemplarisch am Herzinfarkt. Bei Frauen kann er sich unter anderem mit Übelkeit und Bauchschmerzen äußern. Da vermutet jeder eher eine Magenverstimmung denn einen Infarkt. Zwei Drittel aller weiblichen Herzinfarktpatientinnen reagieren eben nicht mit den typischen Symptomen der Männer wie etwa Schmerzen in der linken Brust/Schulter oder Taubheitsgefühl im linken Arm. Bei ihnen kündigen sich die Vorboten meist harmloser an. Weitere Symptome können Übelkeit oder Druckgefühl im Oberbauch sein. Die Folgen sind dramatisch: Da Betroffene und Ärzte solche Notsituationen oft falsch einschätzen, müssen Frauen, so ergab eine schwedische Studie, meist eine Stunde länger auf den Notarztwagen warten und werden im Krankenhaus 20 Minuten später behandelt. Ihrem Leiden wird dort kaum Beachtung geschenkt, und sie werden entsprechend weniger intensiv behandelt, bekommen weniger Medikamente und erhalten seltener einen Herzkatheter oder eine aussagefähige Ultraschalluntersuchung. Damit sinken ihre Überlebenschancen im Vergleich zu den Männern rapide. In Europa sterben 55 Prozent der Frauen an Herz- und Kreislauferkrankungen, dem stehen 45 Prozent der Männer gegenüber. Da Frauen mit 82 Jahren im Durchschnitt auch ein höheres Lebensalter erreichen (77 Jahre bei Männern), stellen bei ihnen die Herz-Kreislauf-Erkrankungen eines der wesentlichen Gesundheitsprobleme dar, das derzeit aber noch unzureichend klinisch und wissenschaftlich erfasst ist. Trotzdem oder gerade deshalb gilt der Herzinfarkt noch immer als typische Männerkrankheit. Diese Geschlechtsunterschiede habe die Medizin bisher weitgehend vernachlässigt, sagt Prof. Vera Reglitz-Zagrosek, Gründerin und Direktorin des Institutes für Geschlechterforschung in der Medizin an der Berliner Charité und eine der führenden Wissenschaftlerinnen im Bereich der Gender-Medizin. Dabei seien Frauen und Männer nicht nur genetisch, sondern auch hormonell völlig unterschiedlich ausgestattet. Stoffwechsel und Immunabwehr arbeiten nach eigenen Regeln. Und beide Geschlechter altern anders. Bei Frauen ist der Körperfettanteil höher, die Nieren arbeiten schlechter, der Magen langsamer. Alles Dinge, die bei der Wirkung von Arzneimitteln eine wichtige Rolle spielen. Die sogenannte Gender-Medizin will bei den Ärzten die Wahrnehmung und das Verständnis für geschlechtstypisches Krankheitserleben schärfen. Der Forschungsbedarf ist enorm. Bis heute sind an vielen klinischen Studien, in denen Medikamente und andere Therapien getestet werden, nur zu etwa 25 Prozent Frauen beteiligt, obwohl die WHO eine höhere Quote vorschreibt, die allerdings durch Ausnahmeregelungen umgangen werden kann. So orientieren sich Diagnostik und Therapie nach wie vor meist am starken Geschlecht.

Mein Tipp: Schildern Sie dem Arzt möglichst präzise die Symptome, machen Sie ihn im Notfall auch darauf aufmerksam, dass er dabei die Gender-Problematik nicht aus den Augen verliert. Einige Beispiele stehen in folgendem Kasten. Weiterführende Informationen zum Thema Herz-Kreislauf-Erkrankungen finden Sie auch unter http://gender.charite.de/

Auf einen Blick: Was SIE und IHN trennt

- Acetylsalicylsäure (ASS): Der Arzneiklassiker soll niedrig dosiert sowohl vor Herzinfarkt als auch vor Schlaganfall schützen. Bei Frauen unter 65 Jahren reduziert ASS das Risiko für einen Schlaganfall, nicht jedoch für einen Herzinfarkt. Bei Männern dient es dagegen der Schlaganfall-Prophylaxe und hat kaum Bedeutung für eine Risikoreduzierung bei Herzinfarkt.
- Antibiotika wie Tetrazykline oder Erythromycin lagern sich gerne im menschlichen Fettgewebe ein. Weil Frauen davon mehr haben als Männer, können Nebenwirkungen hier länger anhalten.
- Bestimmte Enzyme in der weiblichen Leber bauen Medikamente wie die Blutdrucksenker Nifedipin und Verapamil schneller ab. Die Mittel wirken kürzer, und der Blutdruck ist nicht dauerhaft abgesenkt wie bei männlichen Patienten.
- Digitalis-Arzneimittel mit dem Fingerhutextrakt sorgen bei Patientinnen mit Herzinsuffizienz (Herzschwäche) für deutlich größere Risiken als bei Männern.
- Frauen haben oft Herzinfarkte, ohne dass die Herzkranzarterien vorher verengt sind. Sie sterben häufiger am Infarkt als Männer, trotzdem gilt der Herzinfarkt als typische Männerkrankheit.
- Manchmal kommen auch die Männer schlechter weg: Bei ihnen wird beispielsweise der Osteoporose wenig Beachtung geschenkt. Sie gilt mehr als Frauenkrankheit. Der Grund: Bei Männern brechen poröse Knochen durchschnittlich zehn Jahre später als bei Frauen, doch dann sind die Frakturen meist schwerwiegender.
- Noch ein Beispiel: Auch bei Depressionen fallen insbesondere Männer durch das Diagnosenetz. Viele Ärzte erkennen bei ihren männlichen Patienten oft nicht das Problem, auch weil sich depressive Männer anders verhalten als Frauen: Sie sind aggressiv und ruhelos anstatt antriebslos und traurig.

Von Ärzten und Menschen

Was mich am meisten beim Arztbesuch ärgert und mir zunehmend missfällt, ist dieses Gefühl, einfach nur abgefertigt zu werden. Vielen von Ihnen wird es in dem einen oder anderen Fall mit Sicherheit ähnlich ergangen sein, dass Sie sich mit Ihren Nöten und Ängsten nicht wirklich aufgehoben gefühlt haben oder nicht entsprechend ernst genommen wurden. Dabei ist nichts wichtiger, aufbauender und heilender als das vertrauensvolle Gespräch zwischen Arzt und Patient, wie zahlreiche Studien inzwischen zeigen. In deutschen Arztpraxen und Krankenhäusern herrscht dagegen Sprachlosigkeit. Von menschlicher Wärme keine Spur. Alles in allem schlechte Voraussetzungen, dass sich eine gewisse Form von Patientenautonomie entwickeln kann, denn Grundbedingung dafür sind dialogfähige und empathische Ärzte.

Bitte sprich mit mir!

Knapp 7 Minuten dauert durchschnittlich ein Arztgespräch – viel zu kurz, um den Bedürfnissen besorgter Patienten nach Informationen und Hilfe auch nur im Ansatz gerecht zu werden. Anderswo nehmen sich Mediziner mehr Zeit. In Großbritannien sind es 11 Minuten, in Kanada 16 und den USA sogar 19 Minuten. Dabei sollten gerade »gute kommunikative Fähigkeiten Teil der ärztlichen Weiterbildung sein«, so lautete 2006 eine Forderung der Ärztevertreter auf dem 123. Kongress der Deutschen Gesellschaft für Chirurgie in Berlin. Doch davon ist ein Großteil der deutschen Ärzteschaft weit entfernt. Schnell durchwinken, abhaken, nicht zu viel Zeit investieren heißt vielmehr deren Credo, denn Zeit ist Geld und das sogar aus verständlichen Gründen: Pro Versicherungsquartal stehen für gesetzlich Versicherte rund 40 Euro zur Verfügung – egal, wie oft der Patient mit der gleichen Erkrankung zur Sprechstunde kommt. Klar, dass angesichts dieses Kostendrucks viele Ärzte auf die Zeitbremse treten müssen. Schließlich will und soll keiner umsonst arbeiten. Allerdings benötigen gerade chronisch Kranke mit Herzerkrankungen, Diabetes, Krebs, multipler Sklerose oder Rheuma eine besondere Zuwendung. Andere wiederum, mit undefinierten Krankheitsbildern, sind auf einen Arzt angewiesen, der sorgsam nach den Ursachen fahndet – auch das kostet Zeit. Doch die hat in diesem System einfach niemand. Mit ihren Ängsten und Problemen werden die meisten Patienten einfach alleingelassen. Dabei hat die sogenannte »sprechende Medizin« durchaus ihre Daseinberechtigung und eine lange Geschichte. Schon in der Antike wird Sokrates die Äußerung zugeschrieben, dass Worte heilen können. Bei Hippokrates wird das bereits vor 2500 Jahren wie folgt beschrieben: »Manche Patienten werden … allein schon durch ihr gutes Einvernehmen und die Zufriedenheit mit ihrem Arzt wieder gesund.« Und im 16. Jahrhundert heißt es bei Paracelsus, dass »ein Arzt über Wahrnehmungsvermögen und Tastsinn verfügen muss, die es ihm ermöglichen, sich in das Befinden des Patienten einzufühlen«. Heute ist – nicht zuletzt durch die neuere Placeboforschung und die Entwicklung der Psychoimmunologie – hinreichend belegt, dass die Beziehung zwischen Arzt und Patient ganz wesentlich für den Behandlungserfolg sein kann. Die sogenannte Compliance, also das kooperative Verhalten des Patienten während der Therapie, ist entscheidend von einer erfolgreichen Kommunikation abhängig. Hoffnung ist in Sicht: Wissenschaftler der Europa-Universität Viadrina in Frankfurt an der Oder wollen dafür sorgen, dass Arzt und Patient künftig besser miteinander ins Gespräch kommen. Im berufsbegleitenden Studiengang »Master of Art für Komplementärmedizin« erlernen ausgebildete Mediziner auch Fähigkeiten der sogenannten »sprechenden Medizin«.

Kennen Sie den?

Über die Jahre habe ich durch meine eigene Krankengeschichte viele sehr unterschiedliche Ärzte erlebt – ihre Stärken, ihre Schwächen, ihre Marotten und ihre Eitelkeiten. Vier Typen haben sich mit der Zeit dabei herauskristallisiert. Vielleicht erkennen Sie den einen oder anderen wieder? Wundern würde es mich allerdings nicht. Diese kleine, amüsante, manchmal auch bösartige Typologie ist an manchen Stellen durchaus ernst gemeint:

Der Besserwisser: Er weiß alles, noch bevor Sie Ihre Probleme ausführlich geschildert haben. Gerne fällt er einem ins Wort, drückt aufs Tempo und macht Ihnen gehörig Druck, wenn Sie seiner Diagnose oder Therapie nicht vertrauen oder folgen wollen. Schnell fallen dann Worte wie »da kann ich keine Verantwortung für Sie übernehmen« oder »Sie spielen mit Ihrem Leben«. Einfühlsamkeit ist ihm fremd. Seine Bibel sind Studien und Leitlinien, aus denen er zu jeder Gelegenheit fleißig zitiert. Auf neues medizinisches Terrain wagt er sich nur ungern vor, weil seine eingefahrene, scheinbar heile Therapiewelt sonst Risse bekäme. Doch bietet er auch Vorteile: Er ist geradeheraus, hat eine klare Linie, und der Patient weiß schnell, woran er ist. Gute Gespräche kommen mit ihm zwar selten zustande, aber seine Argumente lassen sich leicht überprüfen, so dass der Patient danach seine Entscheidung treffen kann.

Der Einfühlsame: Er zeichnet sich auf den ersten Blick durch große Empathie aus und gewinnt schnell Ihr Vertrauen. Ein Kumpel in Weiß. Ein Sprüchlein hier, ein Lacher dort, ein kurzes Händedrücken: »Na, das wird schon werden.« Gerne hört er sich Ihre Sorgen und Ängste an, und Sie fühlen sich von ihm schnell angenommen. Zudem zeigt er sich offen für Veränderungen, neue Therapien und eine menschelnde Medizin. Doch wenn es um konkrete Vorschläge geht, greift er zu den gleichen konventionellen Methoden wie der Besserwisser. Kortison hier, Antibiotika da, Chemotherapie auf jeden Fall – für neue, weniger belastende Therapien ist auch er nicht zu haben. Für Patienten ist er ein schwieriger Fall: schwer einzuschätzen und bei weitem diplomatischer als der Besserwisser.

Der Sammler: Er denkt Medizin und verwaltet sie. Ein Daten-Jäger und -Sammler. Immer vorneweg. Er liebt Labordaten und kann davon nicht genug bekommen. Das gibt ihm Sicherheit. Seine Patienten verwaltet er perfekt, entweder zwischen akribisch geführten Aktendeckeln oder als Zahlenkolonnen voll digitalisiert. Er spricht gerne von neuesten Studien und liebt es, Fremdwörter zu benutzen. Das mag beeindrucken, aber helfen tut es meist nicht. Was dem Sammler nützt, das macht er. Menschliche Wärme und Nähe lässt er dabei nur äußerst selten zu – zum Schutz der eigenen Psyche. Auch Berührung ist ihm ein Greuel. Lieber setzt er auf kalte Technik mit Computertomographie, Laser & Co. Am Ende ist bei ihm der Patient der Dumme – geschröpft und abkassiert.

Der Menschenfreund: Er nimmt sich Zeit für seine Patienten, denn er weiß, was Krankheit bedeutet. Zuwendung ist ihm oberstes Gebot, weil er die tiefe Wirkung der »sprechenden Medizin« kennt. Dabei tritt er nicht als Besserwisser auf, eher als ein Berater und Begleiter. »Das kann ich nicht verantworten« wird ihm niemals über die Lippen kommen. Falls Patienten anderer Meinung sind, wird er nicht beleidigt reagieren und ihnen sein Vertrauen entziehen. Im Gegenteil. Vielmehr wird er darüber sprechen wollen und sie notfalls auf ihrem Weg begleiten, für den sie sich entschieden haben. Er sieht den Menschen in seiner Ganzheit, versteht sich dabei aber nicht als alternativer Querulant. Fachlich kann er den anderen locker das Wasser reichen, ist aber durchaus offen für neue Wege. Wenn Sie so einen Arzt gefunden haben, können Sie sich glücklich schätzen. Hierzulande gibt es eine ganze Menge – man muss sie nur entdecken!

Benehmen will gelernt sein

Sie gehen zum Arzt, warten, kommen ins Sprechzimmer und warten wieder. Dann reißt jemand plötzlich die Verbindungstür auf und weht wie ein Sturm an Ihnen vorüber. Er verschwindet hinter seiner modernen Trutzburg, dem Computer, greift zur Maus und tippt ins System. Ein schnelles »Guten Tag, was kann ich für Sie tun?«, ein kritischer, genervter Blick am PC vorbei. Die Minimalstandards des menschlichen Umgangs hat mancher Arzt verloren. Wie ein Häuflein Elend mag man da in seinem Stuhl versinken, vergisst gleich seine ganzen Fragen und steht nach wenigen Minuten wieder draußen vor der Tür – ein Rezept oder eine Überweisung in der Hand, mehr aber auch nicht. Mitgefühl wäre zwar schön, aber viele Patienten erwarten das schon gar nicht mehr von ihrem Arzt, meint Prof. Michael Kahn aus Boston. Der

Was Sie tun können

Sorgen Sie von Ihrer Seite für eine entspannte, gelassene Atmosphäre, auch wenn der Arzt Sie allzu forsch abbügeln möchte. Denken Sie immer daran, Sie sind der Kunde. Egal, was Sie auf dem Herzen haben: Fragen Sie!

Es geht allein um Sie, nicht um den Arzt. Er ist nur Ihr Dienstleister und kein Halbgott in Weiß. Dafür wird er bezahlt, und Sie können beste Leistungen erwarten. Er muss Ihnen das Für und Wider erklären und Ihre Wünsche respektieren. Sie können von ihm optimale Leistung einfordern und abverlangen. Weisen Sie auf Ihre Nöte hin, lassen Sie sich nicht abfertigen und tragen Sie alle Ihre vorbereiteten Fragen in Ruhe vor. Wenn Sie wieder draußen stehen, ist es dafür zu spät. Je kranker und angegriffener man ist, desto schwieriger wird es, solche Dinge durchzusetzen. Das habe ich selber erlebt. Aber genauso habe ich es erlebt, dass man anders wahrgenommen wird, wenn man seine Sorgen und Fragen offensiv vorträgt. Dann sprechen Sie mit Ihrem Arzt auf Augenhöhe – und das ist für beide Seiten von Vorteil.

Falls Sie aber wegen Ihrer Erkrankung geschwächt sind oder aufgrund der zu erwartenden massiven Diagnose sich nicht in der Lage fühlen, während des Arztgesprächs entsprechend reagieren zu können, nehmen Sie einen nahen Verwandten, eine gute Freundin oder einen guten Freund mit. Das gibt Ihnen zusätzlichen Halt, wenn Ihnen nach der Diagnose der Boden unter den Füßen wegzugleiten droht und Sie in ein großes, tiefes Loch stürzen. Ihr Begleiter kann das Gespräch auf einer sachlichen Ebene halten, für Sie die entscheidenden Frage stellen, Sie dadurch erheblich entlasten und Ihnen nebenbei noch Trost schenken.

US-amerikanische Psychiater will Minimalstandards im Umgang mit Patienten durchsetzen, wie er es in einem Beitrag für das »New England Journal of Medicine« formulierte. Schön wäre es, so Kahn, wenn Ihr Doktor mal den Blick vom PC abwendet, Sie als Menschen wahrnimmt, Ihnen ein Lächeln schenkt oder Ihnen sagt, warum er Sie wohin verfrachtet. Nicht nur in den USA scheint es am respektvollen und aufmerksamen Umgang mit Patienten zu hapern.

Seelentröster – wichtiger als Spezialisten

Während bei Chirurgen, Radiologen, Kardiologen oder anderen Fachärzten mit Herzkatheter, Laser oder Computertomographen vor allem schweres Geschütz zum Einsatz kommt und kalte, sprachlose, faktenorientierte Hightech-Medizin dominiert, sieht das bei einigen Allgemeinmedizinern noch anders aus. »Unser wichtigstes Diagnosemittel«, heißt es bei den Hausärzten, »ist nun mal das ärztliche Gespräch.« Die Wichtigkeit eines heilenden Dialogs zwischen Arzt und Patient belegt auch eine Analyse von 2000 Konsultationen in 18 Düsseldorfer Hausarztpraxen. Zugegeben, die Datenmenge ist recht bescheiden, doch sie macht einen Trend deutlich: 40 Prozent aller Patienten, die ihren Arzt aufsuchten, litten dabei in irgendeiner Form unter einem psychischen Problem. Beim Gespräch dann Dampf ablassen zu können, sich den Druck von der Seele zu reden, seine Sorgen und Ängste zu schildern – auch das ist Therapie. Und oft ist sie erfolgreicher als manche Arznei.
In Zeiten von Effizienz, Evidenz und Leitlinien (Handlungs- und Therapieempfehlungen für Ärzte) erlebt die »sprechende Medizin« bei manchen Hausärzten trotz Kostendruck und Budgetierung eine Renaissance. Bis zu 200 000 solcher Gespräche führt ein niedergelassener Allgemeinmediziner im Lauf seines Berufslebens, ergaben Untersuchungen der John-Hopkins-Universität in Baltimore/USA. Das Gespräch, so die Forscher weiter, sei trotz aller Medizintechnik die wichtigste ärztliche Maßnahme. Aus gutem Grund: Studien belegen, dass durch eine sorgfältige Erhebung der Krankengeschichte (Anamnese)

75 Prozent aller Diagnosen ohne weitere Untersuchungen (!) treffsicher gestellt werden können.
Während meiner eigenen Erkrankung in all den Jahren hätte ich mir solche Gespräche mit Schulmedizinern oft gewünscht. Derweil versuchte man lieber, über mich zu bestimmen, über Therapien und über das, was ich zu tun oder zu lassen hatte. Meist dominierte die harte Tour: »Es sieht schlecht aus, wir müssen schnell eine Chemotherapie machen, oder Sie spielen mit ihrem Leben.« So klang es immer wieder. Für lange Reden oder Überzeugungsarbeit hatten die Ärzte keine Zeit und überhaupt, ich solle das den Experten überlassen. Den Kopf abschalten und funktionieren. Bloß nicht den Ablauf stören oder gar Fragen stellen. In solchen Situationen fühlte ich mich oft mutterseelenallein. Dabei sehnte ich mich doch nur nach einem Wort des Mitgefühls, nach Zuwendung und Hilfe, nach einem Fenster der Hoffnung in der scheinbaren Hoffnungslosigkeit. Nicht mehr und nicht weniger.
Nichts hätte die Gesundung besser vorantreiben können als ein Gespräch zur rechten Zeit. Erst heilt die Seele, dann der Körper. Dieses eigene tiefe Erleben deckt sich übrigens mit den Beobachtungen des US-amerikanischen Forschers Lawrence LeShan, Psychoonkologe der ersten Stunde und einer der weltweit profiliertesten Wegbereiter dieser inzwischen durch viele Studien anerkannten Therapiemethode (siehe Kasten Seite 28). Für LeShan hängen die Chancen, Krebs zu überwinden – und das gilt für viele andere schwere Krankheitsbilder ebenfalls – davon ab, wie die Betroffenen neue Perspektiven entwickeln und gewichten. Also mit anderen Worten, was ihnen im Leben wichtig oder unwichtig erscheint. Bei Krebskranken im fortgeschrittenen Stadium stellte der Amerikaner häufig eine tiefe Hoffnungslosigkeit fest, und dass viele den Sinn für ihr eigenes Leben verloren hätten oder sich diesen von anderen diktieren ließen. LeShan beschreibt dies fast lyrisch als den »Verlust der eigenen Lebensmelodie«. Wenn es aber Arzt und Patient gemeinsam gelingt, diese Melodie neu zu finden, zu entwickeln und zu spielen, kann es zu überraschenden – tatsächlich immer wieder beobachteten – Heilungsverläufen kommen. Allerdings funktioniert das nur im intensiven und vertrauensvollen Dialog zwischen Arzt und Patienten. Und solch ein Gespräch muss nun mal der Patient selber einfordern!

Wie die Psychoonkologie hilft

Dieser Therapiebereich hat sich in den vergangenen Jahren rasant entwickelt und spielt nicht nur im onkologischen Therapiekonzept eine zunehmend wichtigere Rolle. Epidemiologische Studien zeigen, dass bis zu 50 Prozent aller Krebspatienten infolge ihrer Erkrankung an Angstzuständen, Wut, vermindertem Selbstwertgefühl und Trauer leiden. Zu den wesentlichen Behandlungszielen gehören deshalb der Abbau negativer Gefühle, die Entwicklung neuer Lebensperspektiven, das Lösen von Beziehungsproblemen sowie die Klärung biographischer Konflikte. Ziel ist die Erhaltung und Wiederherstellung der Lebensqualität. Bei der Einzeltherapie sollen individuelle Konflikte gelöst werden. In der Gruppentherapie stehen Informationen über die Krankheit, die soziale Unterstützung durch die Gruppenmitglieder, die emotionale Hilfe und Entwicklung von Lebensperspektiven sowie das gemeinsame Erlernen von Entspannungs- und Visualisierungstechniken im Vordergrund. Studien mit Brustkrebspatientinnen zeigen, dass bereits acht psychoonkologische Behandlungen die Lebensqualität über einen längeren Zeitraum verbessern können. Adressen und Infos unter:

- Deutsche Arbeitsgemeinschaft für Psychosoziale Onkologie; Kardinal-von-Galen-Ring 10; 48149 Münster; Tel.: 0700/20006666 (Mo–Fr. von 9.00–18.00 Uhr, 12,4 Cent pro Minute – zu allen anderen Zeiten 6,2 Cent pro Minute); Internet: www.dapo-ev.de (Therapeutensuche nach Postleitzahlen).
- Der britische Pharmariese GlaxoSmithKline führt auf seiner deutschen Onkologie-Webseite www.gsk-onkologie.de (dann unter »Adressverzeichnis von Psychoonkologen« suchen) eine nach Postleitzahlen ständig aktualisierte Liste mit Adressen und Qualifikationsnachweisen von Psychoonkologen.

Wer fragt, der führt

Wenn Sie Ihren Arzt aufsuchen, um nach der Diagnose den weiteren Therapieplan zu besprechen, sollten Sie sich alle Fragen und Details im Vorfeld notieren. Als Gedankenstütze ist diese Vorgehensweise sehr zu empfehlen. Ich habe das auch immer so gehalten. Ein kurzer Blick auf den Zettel während des Gesprächs informiert schnell darüber, welche Punkte noch nicht angesprochen wurden. Oft vergisst man in der Aufregung einen wichtigen Punkt, der einen im Nachhinein dann noch lange quält, zumal der Arzt für solche Nachfragen später telefonisch oft nur schwer zu erreichen ist. Und denken Sie immer daran: Wer fragt, der führt und bestimmt indirekt den Gesprächsverlauf. Egal, was Sie auf dem Herzen haben: Fragen Sie! Es geht um Sie allein. Sie können das jederzeit einfordern.

Mein Tipp: Erstellen Sie ein gemeinsames Therapiekonzept, mit dem Sie zufrieden sind und natürlich auch der Arzt. Selbst wenn Sie eine alternative Therapie wählen, binden Sie ihn mit ein. Schließen Sie einen Vertrag mit ihm, Ihre ganz persönliche Vereinbarung. Kein juristisches Regelwerk, nein, treffen sie vielmehr die moralische Übereinkunft, dass er Sie auf Ihrem Weg begleitet. Und suchen Sie ihn auch auf, wenn Sie sich für eine andere Therapie entscheiden wollen. Das ist wichtig für Sie, gleichsam als Katalysator, um zu sehen, ob Sie sich noch auf dem richtigen Weg befinden. Und auch zu Ihrer eigenen Sicherheit. Manche Dinge können Ärzte aufgrund ihrer langjährigen Erfahrungen einfach besser einschätzen. Nutzen Sie sein Know-how und binden Sie es in Ihre Entscheidung ein. Ich selbst bin in all den Jahren immer gut damit gefahren. Und der Arzt: Er lernt dazu. Durch Sie. Und Sie genießen wiederum seinen Schutz! Der Arzt, der Ihren Krankheitsverlauf und Ihren persönlichen Weg kennt, kann Sie vor Irrwegen oder schädlichen Wirkungen bei vermeintlichen Therapien bewahren – und er kann verhindern, dass Sie durch irgendwelche dubiosen Wundermittel gar Ihr Leben riskieren. So profitieren am Ende beide!

Checklisten fürs Arztgespräch

Sie sollten alle Vorerkrankungen, Kinderkrankheiten sowie Hinweise auf familiäre Belastungen (Brust- oder Darmkrebs, Herzerkrankungen usw.) parat haben. Das gilt auch für die Namen der Medikamente, die Sie gerade einnehmen, oder den Stand Ihres Impfschutzes. Nahrungsergänzungsmittel gehören ebenso dazu wie auch rein pflanzliche und nicht verschreibungspflichtige Arzneien, weil sie durchaus Wechselwirkungen mit anderen Medikamenten verursachen können (siehe auch Kapitel »Risiko Pillen«, Seite 74).
Beispiele: Johanniskraut, das bei leichten bis mittleren Depressionen hilft, verringert die Wirkung von fast der Hälfte aller verschreibungspflichtigen Medikamente – u.a. auch der Pille, einigen HIV- und Krebsmedikamenten oder bestimmten Gerinnungshemmern mit dem Wirkstoff Walfarin, Asthma- (Theophyllin) oder Herzmitteln (Digoxin). Oder aber die Teufelskralle: Sie wird eingesetzt bei Schmerzen am Bewegungsapparat, doch kann die Heilpflanze auch die Wirkung des Blutverdünners Phenprocoumon verstärken.
Durch die Einnahme von Vitaminen, Mineralstoffen und Spurenelementen können auch unerwünschte Effekte etwa bei der Chemotherapie auftreten. Einzelne vorklinische Studien zeigen, dass die isolierte Gabe einzelner Antioxidanzien die Wirkung von Zytostatika abschwächen kann. Selbst auf Vitalstoffkombinationen muss geachtet werden. Wird beispielsweise Vitamin E mit Kupfer und Eisen zusammen eingenommen, kann das die Bildung freier Radikaler fördern. Dahinter verbergen sich Molekülbruchstücke mit reaktiven Formen des Sauerstoffs, die äußerst aggressiv sind und die Zellmembranen, Zellproteine und das Erbgut angreifen. Die sogenannte Oxidation, das biologische Rosten, kann dadurch noch beschleunigt werden. Schreiben Sie deshalb genau auf, wann und wie viel Sie von den einzelnen Präparaten zu sich nehmen.
Beobachten Sie Ihren Körper im Vorfeld und formulieren Sie Ihre Beschwerden möglichst genau. Wo sind die Schmerzen lokalisiert, zu welcher Tageszeit treten sie auf, wie lange dauern sie an und – ganz wichtig – wie fühlen sich die Schmerzen an, dumpf, stechend, boh-

rend, pulsierend? Seit wann gibt es das Problem, und was könnte der Auslöser gewesen sein? Könnten der Stress im Job, der Streit in der Partnerschaft, der Verlust eines Partners oder andere Belastungen die Ursache sein? Während des Arztgesprächs sollten Sie sich ebenfalls Notizen machen, um keine Informationen zu vergessen. Auf der Internetseite der Patientenuniversität finden sich Checklisten für den Arztbesuch (www.patienten-universitaet.de/aktuelles-infos/infomaterialien/checklisten).

Was Sie zur Diagnose wissen sollten

Erfragen Sie alle Details zu den Laborbefunden (Blutwerte, Gewebeproben), Röntgenaufnahmen, EKG usw. Lassen Sie sich alles genau erklären. Fragen Sie ruhig nach, wenn Sie etwas nicht verstanden haben! Was bedeutet was? Fragen Sie nach Quellen, wo Sie notfalls nachlesen können. Im Falle eines onkologischen Befundes klären Sie die Möglichkeit eines Zweitgutachtens, falls der Pathologe einen Biomarker nicht getestet hat. Der Grund: Manche dieser Untersuchungen sind heute noch nicht Standard und erfolgen nur auf besondere Anfrage. Die Kosten dafür müssen Sie meist selber tragen, aber dieses zusätzliche Stück Sicherheit sollte Ihnen Ihre Gesundheit in diesem Falle wert sein. Zum Beispiel kann die Therapie von Brustkrebs dadurch noch differenzierter und gezielter erfolgen. Bleiben Sie kritisch, was auch die weitere Diagnostik anbelangt. Sind Computertomographie (CT) oder Magnetresonanztomographie (MRT) wirklich nötig, muss eine Mammographie noch mal durchgeführt werden?

Mein Tipp: Lieber auf eine Sonographie ausweichen, falls der Mammographiebefund nicht eindeutig war (siehe dazu auch das Kapitel »Richtig vorsorgen«, Seite 87 ff.).

Was Sie zur Operation wissen sollten

Fragen hierzu umfassen die Risiken, die bei solchen Einriffen eintreten können, sowie das handwerkliche Vorgehen (z. B. Schnittführung, was wird am Organ genau gemacht, wie wird die Herzklappe eingesetzt, der Tumor entfernt oder der Knochenbruch genagelt). Die Risiken der

Anästhesie müssen genauso nachgefragt werden wie mögliche Probleme oder gar bleibende Schäden, mit denen später zu rechnen ist (etwa Inkontinenz bei Prostataoperationen). Erkundigen Sie sich außerdem nach der Heilungsdauer und auch nach der Rehabilitation.

Was Sie zur weiteren Therapie wissen sollten

Ihre Fragen sollten das weitere Behandlungskonzept erfassen, dessen Risiken und Nebenwirkungen, wie man diesen begegnen kann, sowie die spätere Rehabilitation. Doch sollten Sie bereits hier erörtern, welche komplementärmedizinischen Möglichkeiten es neben den in den Leitlinien vorgeschriebenen Standardverfahren gibt. Ist eine Immuntherapie sinnvoll, um ständige Erkältungen auszumerzen? Welche Mittel können die oft heftigen Nebenwirkungen schulmedizinischer Therapien abpuffern (Mistel oder Cannabis bei Chemotherapien)? Wo finde ich entsprechende Ärzte? Gibt es Kliniken, die heute beide Ansätze kombinieren?

Ihr Recht auf Einsicht in die Krankenakten

Auch gegen den Willen des Arztes haben Patienten das Recht, ihre Krankenakten als Kopie ausgehändigt zu bekommen. Fordern Sie in regelmäßigen Abständen Kopien der Dokumente an. Das erspart beim Arztwechsel teure und oft den Körper belastende Doppeluntersuchungen und kann später bei möglichen Diagnose- oder Behandlungsfehlern als Beweisunterlage dienen. Allerdings verweigern Ärzte noch immer die Einsicht in Krankenunterlagen. Machen Sie in solchen Fällen mit Nachdruck auf das Ihnen zustehende Einsichtsrecht aufmerksam und raten Sie Ihrem Arzt, sich bei der Ärztekammer über die Rechtslage zu erkundigen.

So bekommen Sie die optimale Therapie

In einer aktuellen Studie konnten Forscher der Privatuniversität Witten/Herdecke erstmals belegen, dass Patienten, die ihre Sorgen beim Arzt deutlich machen und ihnen entsprechend Nachdruck verleihen, besser behandelt werden. Die Wissenschaftler schickten dazu Patienten des »ängstlich-besorgten Typs« und des »neutral-akzeptierenden Typs« in 53 Hausarztpraxen. In 39 Prozent der Fälle wurden die Studienteilnehmer der »klagenden« Gruppe umfassender behandelt, in der Vergleichsgruppe dagegen nur in 7 Prozent! Einige Ergebnisse dieser Untersuchung können Sie direkt für Ihren nächsten Arztbesuch nutzen:

- Nicht lockerlassen. Wer Erklärungen oder Vorschläge seines Arztes gleich akzeptiert, macht es ihm zu leicht. Wer dagegen nachfragt, zeigt deutlich seine Betroffenheit und sein vitales Interesse an seiner eigenen Gesundung. Das lässt kaum einen Arzt unberührt und erhöht die Wahrscheinlichkeit, dass er sich für den Patienten mehr Zeit nimmt als üblich.
- Ruhig die eigenen Ängste zeigen. »Könnte es nicht doch etwas anderes sein?« – »Etwas Schlimmeres?« – »Sind Sie sicher, dass es diese Erkrankung überhaupt ist?« Sie haben jedes Recht, zu fragen (siehe auch vorheriges Kapitel). Und was für den Arzt vielleicht anstrengend sein kann, könnte sich am Ende für Ihre Gesundheit auszahlen, denn Ihre Angst steckt an und lässt ihn vorsichtiger agieren. Schließlich ist ein Hauptgrund für weitere Untersuchungen die Furcht der Ärzte, selber eine Fehler zu machen. Vielleicht macht er doch noch die Sonographie, gegen die er sich bislang gewehrt hat, verschreibt das bessere, aber teurere Medikament oder überweist Sie an den spezialisierten Facharzt.
- Besser informiert sein. Wer sich vorab über seine Erkrankung und deren Therapie schlaumacht (Internet, Fachbücher), bereitet sich optimal auf den Arzttermin vor. Das erhöht die Aussicht auf bessere Behandlung, weil Sie sich auf Augenhöhe mit dem Arzt begeben; das kann bei wichtigen Behandlungsfragen hilfreich, manchmal sogar entscheidend sein.

Kauderwelsch als Imponiergehabe

Gerne werden die Belange der Patienten von Ärzten einfach überhört, ignoriert und belächelt. Und sie enthalten ihrer hilfesuchenden Klientel oft wichtige Informationen vor. Dabei reden sie gerne in einer Sprache, die kaum einer versteht. Und dieses schon eher spärliche Kommunikationsangebot versiegt ganz schnell, je schwerer ein Patient erkrankt ist. Dann zitieren sie häufig Studien, die den einen oder anderen Sachverhalt verdeutlichen und als Beleg für ihre Therapieentscheidung dienen sollen.

Für den Patienten ist es schwierig, sich über Nutzen oder Schaden von Diagnosen oder Therapien klarzuwerden. Ein Beispiel für die oft verwirrende Zahlenarithmetik: Wer regelmäßig zur Mammographie (siehe auch Kapitel »Grenzen der Mammographie«, Seite 87) geht, kann sein Risiko, an Brustkrebs zu sterben, um rund 25 Prozent senken, so jedenfalls suggerieren es werbliche Aussagen zum Brustkrebs-Screening. Das ist aber ein statistischer Trick, weil nur der relative Nutzen angegeben ist. Viele Menschen folgern daraus, dass auf diese Weise 25 von 100 Frauen gerettet werden könnten. Absolut gerechnet, das zeigen Studien dänischer Wissenschaftler, stellen sich die Zahlen ganz anders dar. So verringert das Screening-Verfahren die Anzahl der Frauen, die an Brustkrebs sterben von vier auf drei pro 1000 Frauen. Wenn 1000 Frauen zehn Jahre lang zur Mammographie gehen, erspart das am Ende einer den Tod durch Brustkrebs. Das entspricht 0,1 Prozent! Diesem minimalen Vorteil stehen erhebliche Risiken gegenüber, wie beispielsweise falsche Befunde, belastende Therapien, die gar nicht nötig wären, und eine Strahlenbelastung, die ihrerseits wieder das Krebsrisiko erhöht, wenn auch minimal. Auf Basis solchen Wissens und solcher Informationen können Patienten dann Nutzen und Risiken von Behandlungen oder Diagnoseverfahren erst richtig abwägen.

Die Sprache der Zahlen

Statistiken richtig zu interpretieren, dabei können Gesundheitsberater und Verbraucherverbände wertvolle Hilfe leisten (z.B. Verbraucherzentrale Bundesverband e.V.; Markgrafenstraße 66; 10969 Berlin; oder im Internet unter www.vzbv.de). Wie sich Statistiken auf die eine oder andere Art lesen lassen, können Interessierte auf der Webseite des Fachbereichs für Gesundheitswissenschaften an der Universität Hamburg nachlesen (www.gesundheit.uni-hamburg.de).

Dass hinter solchen Studien auch knallharte wirtschaftliche Interessen und intensives Marketing seitens der Pharmalobby stehen, versteht sich von selbst und wird nicht groß erörtert. Viel lieber ist die Rede von evidenzbasierter Medizin, von Verblindung und Randomisation, von Überlebenszeit, von Staging oder Goldstandard. Ein Kauderwelsch, das Patienten regelrecht in die Unmündigkeit treibt. Davon sollten Sie sich auch beim Lesen von Fachliteratur nicht irritieren lassen, denn die Sprache von Studien & Co. ist relativ leicht zu durchschauen. Hier eine Erklärung der wichtigsten Begriffe:

- **Studiendesign** – Es beschreibt präzise die wissenschaftliche Fragestellung einer Studie.
- **Multizenter-Studien** – Es beteiligen sich mehrere Kliniken (Zentren) an der Studie, oft auch internationale.
- **Randomisation** – Die Teilnehmer an einer Studie werden nach dem Zufallsprinzip, d.h. meist mittels Losverfahren, zu Gruppen zusammengefasst. Mögliche Risiken sollen auf diese Weise gleichmäßig verteilt werden.
- **Ein- und Ausschlusskriterien** – Im Studienprotokoll, das den exakten Ablauf der Untersuchung festlegt, werden die Ein- bzw. Ausschlusskriterien genau beschrieben, nach denen Patienten teilnehmen dürfen oder nicht.

- Placebokontrolle – Eine Patientengruppe erhält dabei ein Scheinmedikament (Placebo), die andere den zu testenden Wirkstoff. Damit wollen die Forscher eine negative Beeinflussung der Ergebnisse durch seelische Einflüsse ausschließen, beispielsweise durch besondere Erwartungen und Hoffnungen.
- Verblindung – Die Patienten wissen nicht, welcher Gruppe sie zugeordnet werden (Placebo oder echtes Medikament).
- Doppelblind – Weder Arzt noch Patient wissen, wer das echte Medikament und wer das Placebo erhält.
- Retrospektiv – Dabei werden Krankenakten und Krankheitsverläufe rückwirkend ausgewertet.
- Prospektiv – Die Studien sind in die Zukunft gerichtet. Patienten werden für die Studie aufgenommen, behandelt und über eine festgelegte Zeit beobachtet.
- Evidenzbasierte Medizin – Der Begriff leitet sich aus dem Englischen (evidence = Beweis) ab. Er bewertet Qualität und Aussagekraft klinischer Studien und wissenschaftlicher Forschungsergebnisse. Auf Basis der besten zur Verfügung stehenden Daten entstehen Therapiekonzepte.
- Staging – Stadieneinteilung einer Krebserkrankung auf Basis verbindlicher Untersuchungsergebnisse nach der TNM-Klassifikation. T beschreibt dabei die Größe des Tumors, N (englische Bezeichnung für »node« = Lymphknoten) besagt, wie viele Lymphknoten befallen sind, und M steht für das Vorhandensein von Fernmetastasen.
- Goldstandard – Er beschreibt die jeweils beste Methode zur Diagnostik und Therapie bei Krankheiten und Krankheitsstadien.
- Leitlinien – Systematisch entwickelte und wissenschaftlich begründete Handlungs- und Entscheidungsempfehlungen, von denen aber in begründeten Fällen abgewichen werden kann.

Studien als Entscheidungshilfe

»Da gibt es eine Untersuchung, die aussagt, dass Sie unter dieser Chemotherapie zu 70 Prozent geheilt werden.« Wie oft hatte ich als Patient dieses Totschlagargument gehört? Aber was kümmerte mich die oft fragwürdige Statistik therapeutischer Erfolge. Meine Recherchen ergaben meist ein anderes Bild. Schließlich gab es Arbeiten, die zu ganz anderen Ergebnissen kamen, aber die wurden mir nur zu gerne verschwiegen. Und die, die öffentlich werden oder wurden, sind mit Vorsicht zu genießen. Wenn es nämlich um medizinische Studien geht, wurde manipuliert, gefälscht und plagiiert, wie Fälle aus den 1990er Jahren – und auch aktuell – in Deutschland belegen. Wissenschaftliche Arbeiten also, deren Ergebnisse für eine spätere Therapieempfehlung standen. So wurde die Hochdosis-Chemotherapie bei Brustkrebs noch vor zehn Jahren als erfolgversprechend propagiert, wohingegen sie heute in diesem Zusammenhang rundweg diskreditiert ist. Der Grund: Es gab nur eine Studie (!) aus Südafrika, die sich hinterher als Lug und Trug herausstellte und auf die sich viele Onkologen seinerzeit bei ihrer Therapie berufen hatten – womit sie vielen Patientinnen am Ende die so wichtige Lebensqualität raubten.
Interessant ist in diesem Zusammenhang auch eine Befragung von 3247 US-amerikanischen Wissenschaftlern, veröffentlicht bereits im Frühjahr 2005 in der renommierten Fachzeitschrift »Nature«, die hierzulande leider kaum mediales Echo fand. Dort gaben 33 Prozent der von den National Institutes of Health geförderten Befragten an, im Rahmen von Studien schon mal fragwürdig gehandelt zu haben. Am häufigsten wurde auf Druck von Geldgebern am Design (beschreibt die wissenschaftliche Fragestellung einer Studie), an der Methodik und an den Ergebnissen (!) manipuliert. Die kritischen Einlassungen gelten – so hoffe ich inständig – nicht für das Gros nationaler wie internationaler Studien. Allerdings wird der Wettbewerb um Forschungsgelder immer härter, und natürlich befeuern die Pharmahersteller diesen auf ihre Weise. So untersuchten Reshma Jagsi und seine Mitarbeiter von der University of Michigan in Ann Abor/USA 1534 Krebsstudien, die u.a. in renommierten Fachzeitschriften wie »Can-

cer«, »Lancet« und »New England Journal of Medicine« veröffentlicht wurden. In knapp einem Drittel der Arbeiten fanden sie Angaben zu Interessenskonflikten – viele dieser Publikationen verlangen und veröffentlichen Informationen, ob die Autoren der Studien persönliche oder finanzielle Beziehungen zu ihren Auftraggebern aus der Industrie unterhalten. Diese Angaben sind mittlerweile auch von der Weltgesundheitsorganisation (WHO) verpflichtend vorgeschrieben, werden aber immer noch nicht überall gemacht. So arbeiten renommierte Ärzte als Berater für Pharmafirmen, sitzen im Aufsichtsrat oder besitzen Aktien des Arzneimittelherstellers. Zudem finanzieren Firmen oft die kompletten Studien, denn diese sind teuer, und öffentliche Fördergelder werden dafür so gut wie kaum mehr aufgewendet. Das schafft Abhängigkeiten und öffnet Tür und Tor für mögliche Manipulationen. Wie so etwas aussehen könnte, zeigen die Untersuchungen von Reshma Jagsi: Ging es um die Überlebensrate bei Krebserkrankungen unter einer bestimmten Therapie, dann war diese Rate in der Regel erhöht, wenn die Studienautoren Interessenskollisionen zugaben. Waren in vergleichbaren Studien dagegen keine vorhanden, dann war der Anstieg der Überlebensrate auch weniger deutlich.

Und noch ein Missstand tut sich auf: Studien, die nicht das gewünschte Ergebnis zeigen, werden von den Pharmaunternehmen nicht oder nur schleppend veröffentlicht. Solches Schweigen hat Methode. Es gefährdet die Gesundheit vieler Patienten, denn es entsteht ein geschöntes Bild der Wirklichkeit, und Ärzte, die sich in der Fachliteratur informieren, können das Wirken oder Nichtwirken bestimmter Arzneistoffe nicht mehr realistisch einschätzen. Neun Jahre nach Studienabschluss ist gerade mal die Hälfte aller auf Kongressen kurz vorgestellten klinischen Prüfungen auch veröffentlicht. Ein Ärgernis! In den USA müssen seit 2008 deshalb alle wesentlichen Studienergebnisse von den Produkten, für die eine Zulassung angestrebt wird, binnen eines Jahres in einer Internetdatenbank (www.clinicaltrials.gov) veröffentlicht werden. Ähnliches plant die Europäische Arzneimittelagentur ab 2010 in einer zu großen Teilen ebenfalls öffentlich zugänglichen Datenbank.

Fährtensuche im Netz

Dank Internet bestehen heute vielfältige Möglichkeiten, sich über Studien zu informieren. Die breiteste Basis bietet das Deutsche Cochrane Zentrum in Freiburg. Bei der Cochrane Collaboration – außer in Freiburg gibt es weltweit noch 13 weitere Zentren mit diversen Ablegern – handelt es sich um ein internationales Netzwerk von Wissenschaftlern und Ärzten, die systematische Übersichtsarbeiten zur Bewertung von Therapien erstellen, aktualisieren und verbreiten. Nur korrekt durchgeführte und qualitativ hochwertige Studien werden in die Datenbank (www.cochrane.de) aufgenommen.

Geschäftemacher im Hintergrund

Trotz Wirtschaftskrise gibt es einen Bereich, der ungebremst boomt: die Pharmabranche. Boehringer Ingelheim konnte 2008 seinen Umsatz um gut sechs Prozent auf 11,6 Milliarden Euro steigern. Wichtigster Kassenschlager des Konzerns war das Atemwegsmedikament Spiriva, bei dem Boehringer mit dem US-amerikanischen Konkurrenten Pfizer zusammenarbeitet. Der Schweizer Pharma- und Diagnostikkonzern Roche wächst dagegen mit Medikamenten gegen Grippe und vor allem Krebs. Umsatzplus 2008: acht Prozent. Allein das gegen Darm-, Brust-, Lungen- und Nierenkrebs eingesetzte Präparat Avastin setzte vergangenes Jahr mit knapp einer Milliarde Euro 30 Prozent mehr um und ist jetzt das umsatzstärkste Medikament des Unternehmens. Ob das noch lange so bleibt, ist allerdings fraglich, denn auf dem Kongress der US-amerikanischen Gesellschaft für Klinische Onkologie wurde Ende Mai eine Studie zu Avastin mit 2700 Teilnehmern vorgestellt. Sie zeigt, dass das teure Medikament, das die Blutgefäßbildung der Tumoren unterbinden und diese dadurch aushungern soll (Angionesehemmer), die

Überlebensrate bei Patienten mit fortgeschrittenem Darmkrebs nur um wenige Monate erhöht. In früheren Stadien bringt es für Frischoperierte gegenüber herkömmlichen Chemotherapien gar keinen Vorteil. Doch selbst solche Rückschläge kann Roche verdauen. Schließlich sorgen das Brustkrebsmittel Herceptin und das Lungenkrebsmittel Tarceva dafür, dass der Pharmahersteller auch im kommenden Jahr glänzende und milliardenschwere Geschäfte macht. Weiteres schnelles Wachstum ist programmiert.

Angetrieben wird der Markt zusätzlich durch eine immer älter werdende Gesellschaft. So kann ein heute 60-Jähriger bereits mit einer Lebenserwartung von 80 Jahren rechnen. Und Alter gilt nun mal als Krebsrisiko Nummer eins, das immer häufiger kosten- und pharmaintensive Behandlungen nötig macht. Eine achtwöchige Chemotherapie bei metastasiertem Darmkrebs kostet rund 23 000 Euro. Sind mehrere Behandlungszyklen notwendig, wie z. B. bei Brustkrebs, und kommen zusätzlich noch neue Therapien mit monoklonalen Antikörpern hinzu, können auch mal schnell 80 000 Euro und mehr zusammenkommen. Klar, dass die Pharmahersteller angesichts solcher Zahlen vor allem auf das schnell wachsende Segment von Zytostatika, Antikörpern und Angionesehemmern setzen.

Zudem schreiben manche herstellerfinanzierten Zulassungsstudien für den Einsatz bestimmter Zytostatika lange Behandlungszyklen vor, die nach Ansicht von Onkologen überhaupt nicht notwendig wären. Viel hilft eben nicht viel, spült aber mehr Geld in die Kassen und überflüssige Chemococktails in die Körper der Patienten. Doch entsprechende unabhängige Studien, die den Erfolg einer kürzeren Behandlung belegen könnten, kann oder will keiner bezahlen. Und die Zukunft? Nach Expertenschätzungen werden bösartige Tumoren bereits im kommenden Jahrzehnt in Deutschland unter den Todesursachen an erster Stelle stehen und Herz-Kreislauf-Erkrankungen von diesem Rang verdrängt haben. Bis 2030 werde sich die Zahl der Todesfälle durch Krebs weltweit mehr als verdoppeln, so kürzlich Experten der Weltgesundheitsorganisation (WHO). Rund 67 Milliarden Euro werden 2010 dann weltweit mit Krebsmedikamenten umgesetzt. Damit hätte sich der Umsatz in nur sieben Jahren fast verdoppelt. Angesichts solcher rosigen Aussichten engagiert sich die Branche gerne auch auf anderem Terrain. Die Gier nach Geld hat die Marketingabteilungen der Pharmariesen besonders erfinderisch gemacht. Statt in große Anzeigenkampagnen investieren sie lieber »zielgruppenaffin und ohne Streuverluste«, wie es in deren verquastem Marketing-Deutsch heißt. Communities, Foren und Blogs im Internet wurden mittlerweile als perfektes Instrument entdeckt, um die oft recht teuren Arzneien geschickt zu vermarkten. Wenn jemand dort eine bestimmte Therapie empfiehlt, wer kann hilfesuchenden Patienten überhaupt noch garantieren, dass dahinter nicht ganz andere Interessen stecken? Direkt- oder Dialogmarketing heißt deshalb bei den Pharmaherstellern das Gebot der Stunde. Und noch ein Terrain haben sie sich in diesem Zusammenhang erschlossen: Selbsthilfegruppen. In den über 50 000 deutschen Gruppen jedweder Art sind rund drei Millionen chronisch Kranke und deren Angehörige engagiert. Sie sind auf der Suche nach Informationen zu Medikamenten, Therapiemethoden und einfachen Ratschlägen zum Pflegealltag. Und lebenslange Leiden wie Diabetes, multiple Sklerose, Krebs, Rheuma oder Migräne garantieren wiederum lebenslange sichere Einnahmequellen. Für Prof. Gerd Glaeske, Gesundheitswissenschaftler an der Universität in Bremen, ist denn auch klar, »dass die Arzneimittelhersteller Selbsthilfegruppen gezielt in den Blick nehmen«. Patienten, die dort um Rat suchen, wollen sie von den eigenen Produkten überzeugen. Ziel ist es, dass die Patienten anschließend beim Arztbesuch dann genau diese Medikamente verlangen oder sie anderen weiterempfehlen. Glaeske: »Die Informationen, die Patienten über solche Organisationen bekommen, sind oft gesteuert von Wirtschaftsinteressen.« Bei einem Viertel der Selbsthilfegruppen liege, so der Experte, die Finanzierung durch Sponsoren bei rund 20 Prozent. Und fünf Prozent bestreiten sogar mehr als die Hälfte ihres Budgets aus Industriemitteln. Solche Hilfe kann klein anfangen, etwa mit einer Anzeige in der Patientenbroschüre, und sich schnell steigern bis zur Organisation eines Events, zum Aufbau einer Webseite oder zur Finanzierung der PR- und Öffentlichkeitsarbeit – inklusive Personalkosten. Für die Unternehmen jedenfalls ein glänzendes Geschäft. Nach einer US-amerikanischen Studie spült jeder Dollar, der in solche oft dubiosen Patienteninformationen investiert wird, rund 4,20 Dollar zurück in die

Kassen der Hersteller. Das treibt – neben einer zu laxen Verschreibungspraxis der Ärzte – die Kosten für Medikamente in die Höhe – auch hierzulande. So stiegen allein die Arzneimittelausgaben der Gmünder Ersatzkasse (GEK, fusioniert ab kommendem Jahr mit der Barmer Ersatzkasse) 2008 von 421 auf 487 Millionen Euro – eine Zunahme von neun Prozent je Versichertem. Alle gesetzlichen Kassen zusammen gaben 2008 rund fünf Prozent mehr aus. In realen Zahlen waren das fast 30 Milliarden Euro.

Keine Zeit mehr für Gehorsam

Angesichts dieser Lage wird es für Patienten immer schwieriger, sich objektiv zu informieren und seriöse Quellen zu finden. Auch die Informationsdichte des Internets entpuppt sich in diesem Zusammenhang anfangs eher als Hindernis denn als Bereicherung. Mit ein paar Tricks und Kniffen lassen sich diese Informationsdefizite aber umschiffen. Der aufgeklärte, mündige Patient ist heute mobil, flexibel und selbstbestimmt – in jeglicher Richtung. Und das ist gut so! Er konsultiert nicht mehr den geographisch nächsten Arzt, sondern den für ihn besten. Damals wurde ich noch komisch angeschaut, wenn ich Freunden und Bekannten erzählte, dass ich zu meinem Arzt, der mich während meiner langjährigen Krebserkrankungen behandelte und am Ende auch heilte, von Hamburg aus Richtung Allgäu fahre. Als Kassenpatient war es mir trotz begrenzter finanzieller Mittel wichtig, alle vier Wochen dorthin zu fahren. Für mich der Weg zu Gesundung, weil ich tief in meinem Innern – trotz manchmal aufkommender Zweifel – immer daran geglaubt hatte. Ebenso setzte ich alle Mittel und Möglichkeiten ein, um mich umfassend über mein Krankheitsbild zu informieren, um den Therapieplan so weit wie möglich mitzubestimmen. Ein Punkt, der gerade heute für Kranke und deren Angehörige immer drängender wird. »Patienten wollen partnerschaftlich in Diagnose und Therapie eingebunden werden«, sagt der Hamburger Facharzt für Innere Medizin Prof. Volker Fintelmann. Vorbei seien die Zeiten, in denen mehr aus Gehorsam denn aus Überzeugung Therapien durchgeführt wurden. Fintelmann: »Die Zeit des blinden Vertrauens ist vorbei.« Allerdings hat der anerkannte Spezialist für komplementäre Onkologie, Hepatologie und anthroposophische Medizin ein Nord-Süd-Gefälle ausgemacht. So sei in Süddeutschland und vor allem Österreich noch eine regelrechte Arzthörigkeit zu beobachten, die erst langsam aufweiche. »Patienten-Autonomie ist dort fast noch ein Fremdwort, das sich erst ganz langsam durchsetzt«, so Fintelmanns Fazit.

Immer kritisch bleiben

Um sich als Patient einbringen zu können, müssen Sie aber erst einmal wissen, worum es geht. Auch um dem Arzt später Paroli bieten zu können, zum Beispiel wenn er Ihnen eine Therapie vorschlägt, von der Sie partout nicht überzeugt sind. Was machen Sie dann?

Löchern Sie erst einmal Freunde, Bekannte und Arbeitskollegen. Es gibt immer jemanden, der einen kennt, der etwas gelesen oder gehört hat von jemandem, der helfen kann. Dazu ist es wichtig, offen zu sein und über sein Problem zu sprechen. Scheuen Sie sich nicht, auch wenn es Sie anfangs Überwindung kostet. Über sein Rheuma, seinen Krebs oder seinen Diabetes mag keiner gerne reden, aber es hilft, Fragen zu stellen: nach Therapeuten, nach neuen Methoden und Medikamenten, nach Reha-Maßnahmen, nach Ärzten, nach Heilern und nach weiteren Angeboten aus dem Bereich der Alternativ- bzw. Komplementärmedizin.

Seien Sie offen für alles. Ihre Neugierde kann Ihnen eventuell das Leben retten. Jede Frage ist erlaubt auf Ihrem Weg zur Heilung. Nur den ersten Schritt, den müssen Sie selber machen. Fragen Sie Ihre Freunde, wer von einem ähnlichen Fall gehört hat, und nutzen Sie das Internet. Fast 70 Prozent der Deutschen sind im Netz. Und die Zahl steigt weiter, gerade bei den über 50-Jährigen. So ist zurzeit die Nachfrage bei Medizinportalen nach einer ersten schnellen Information besonders groß, aber leider ist auch das Angebot entsprechend unübersichtlich. Schauen Sie, welche Foren oder Blogs sich für den Meinungs- und Informationsaustausch eignen, wo sich Fachgesellschaften (Kardiologie, Onkologie, Orthopädie usw.) oder Selbsthilfegruppen finden, die weiterhelfen können. Gerade bei Foren und Blogs sollten Sie aber kritisch bleiben, dort wird oft gemeingefährlicher Blödsinn verzapft. Was die Arbeit der Selbsthilfegruppen anbelangt, habe ich schon auf die Risiken hingewiesen. Wenn Sie sich dort mit Bedacht informieren, kann das durchaus ein sinnvoller Weg sein.

Mein Tipp: Medizinische Literaturdatenbanken sind übrigens sehr empfehlenswert, leider zum Teil kostenpflichtig. Das Deutsche Medizin Forum (www.medline.de) bietet neben diversen Zugriffsmöglichkeiten auf internationale Fachliteratur viele Foren und die Quellensuche in mehreren Tausend internationalen Fachzeitschriften. Weitere seriöse Informationen mit Links zu anderen Datenbanken bietet auch das Deutsche Institut für Medizinische Dokumentation und Information (www.dimdi.de), das zum Geschäftsbereich des Bundesministeriums für Gesundheit (BMG) gehört.

Medizin im Internet

Thema Herz:

- www.charite.de/frauengesundheitsforschung-herz-kreislauf (Herz-Kreislauf-Erkrankungen bei Frauen, Gender-Medizin)
- www.dgk.org (Deutsche Gesellschaft für Kardiologie – Herz- und Kreislauf-Forschung)
- www.herzzentrum.de (Herzzentrum in Bad Krozingen)
- www.americanheart.org (Amerikanische Non-Profit-Organisation zur Prävention und Therapie von Herzerkrankungen)
- www.dhzb.de (Deutsches Herzzentrum Berlin)

Thema Rheuma:

- www.rheuma-online.de
- www.rheuma-liga.de (Deutsche Rheuma-Liga Bundesverband)
- www.dgrh.de (Deutsche Gesellschaft für Rheumatologie e. V.)
- Rheuma-Lexikon
- www.bgv-rheuma.de (Bundesverband für Gesundheitsinformation und Verbraucherschutz – Info Gesundheit e. V.)
- www.eular.org (EULAR – The European League Against Rheumatism)
- www.internisten-im-netz.de/interaktion/rheuma/index.php (Rheuma-Test des Deutschen Internistenverbands)

Thema Diabetes:
- www.diabetesstiftung.de (Stiftung zur Bekämpfung der Zuckerkrankheit)
- www.deutsche-diabetes-gesellschaft.de
- www.uni-duesseldorf.de/AWMF/index.html (Arbeitsgemeinschaft der Wissenschaftlichen Medizinischen Fachgesellschaften e. V., bietet Recherchemöglichkeiten zu Diabetes wie auch vielen anderen Erkrankungen)
- www.diabetesde.org (Site für Patienten und Ärzte mit Suchfunktion zum Thema Selbsthilfegruppen etc.)

Thema Onkologie:
- www.cancer.org (American Cancer Society)
- www.krebsgesellschaft.de (Deutsche Krebsgesellschaft)
- www.krebshilfe.de (Deutsche Krebshilfe)
- www.icr.ac.uk (The Institute of Cancer Research; eines der renommiertesten englischen Forschungsinstitute, das sehr eng mit The Royal Marsden zusammenarbeitet, einem der führenden Krebszentren der Insel)
- www.dkfz.de (Deutsches Krebsforschungszentrum)
- www.krebsinformationsdienst.de (Nationales Referenzzentrum für Krebsinformation am Deutschen Krebsforschungszentrum)

Was Internetdocs taugen

Medizinratgeber im Internet werden immer beliebter, weil sie rund um die Uhr zur Verfügung stehen. Doch die Fülle an Informationen und die Vielzahl der Angebote überfordern einfach jeden. Welche Angaben seriös sind oder nicht, können selbst Experten nur schwer ausmachen. Eine gute Hilfe bieten da bestimmte Gütesiegel wie vom »Aktionsforum Gesundheitsinformation«, kurz afgis (www.afgis.de). Das von

afgis e.V. vergebene Qualitätslogo soll qualitativ hochwertige Gesundheitsinformationsangebote im Internet kennzeichnen, heißt es beim Anbieter. Was wird geprüft? Anbieter, Ziel, Zweck und Zielgruppen, ferner Autoren, Datenquellen, Aktualität der Daten, Möglichkeit für Rückmeldungen seitens der Nutzer, Verfahren der Qualitätssicherung, Trennung von Werbung und redaktionellem Beitrag, Finanzierung und Sponsoren, Kooperationen und Vernetzung sowie Datenverwendung und Datenschutz. Geprüfte Angebote sind dabei an einem jeweils um die Jahreszahl erweiterten afgis-Qualitätslogo zu erkennen. Ein Manko hat aber das Siegel: Zu den geprüften Merkmalen gehört leider nicht die inhaltliche Richtigkeit medizinischer Informationen. Welche Anbieter die afgis-Kriterien bis 2008 erfüllt haben, kann jeder im Internet nachlesen (www.afgis.de/aqdb/anbieter/afgisAnbieterContainer Kategorie_view).
Ein anderes Gütesiegel bietet die Schweizer Stiftung »Health On the Net« (HON, www.hon.ch/web_de.html). Innerhalb der HONcode Richtlinien müssen u.a. die Autoren die nötige medizinische Qualifizierung nachweisen, genaue Quellenangaben machen, Behauptungen über Vor- und Nachteile von Produkten oder Behandlungsmethoden belegen, eine benutzerfreundliche Gestaltung der Webseite garantieren, die Finanzierungsquellen offenbaren und eine klare Unterscheidung zwischen Werbeinhalt und redaktionellem Inhalt treffen. Auch die Patientenbeauftragte der Bundesregierung rät allen Nutzern dazu, auf solche Zertifikate zu achten, um eine möglichst unabhängige und von Werbung freie Gesundheitsinfo zu bekommen.
Mitte des Jahres überprüfte die Stiftung Warentest (Ausgabe 06/2009) bei den wichtigsten Gesundheitsportalen u.a. die inhaltliche Qualität, die Verständlichkeit und die Handhabung der Webseiten. Das Angebot von GesundheitPro.de, netdoktor.de und vitanet.de überzeugte die Berliner Tester. Alle drei Portale erhielten jeweils das Test-Qualitätsurteil gut mit der Note 2,5.

Vorsicht, Betrug!

Scheinzertifizierungen nehmen bei Medizinseiten im Internet zu. Ein Klick auf das Logo zeigt Ihnen ganz schnell, ob das verwendete Gütesiegel auch echt ist. Nur wenn sich der Link zum Aussteller des Siegels öffnet, hat die Webseite den Qualitätstest auch bestanden.

Die Crux mit Arztbewertungsportalen

Über bestimmte Internetportale können Patienten Noten für ihre Therapie abgeben, aber die Daten solcher Bewertungssysteme sind häufig nicht besonders aussagefähig. Zum einen liegen für einen Arzt oft nur ein, zwei Bewertungen vor, was die Aussagekraft schon erheblich reduziert. Zum anderen stellt sich die Frage, was der Patient eigentlich bewerten kann. So wünscht der eine Patient eine schnelle, kompromisslose Behandlung, der andere dagegen legt Wert auf ein vertrauensvolles, empathisches Verhältnis zu seinem Arzt. Zwischen diesen beiden Polen spreizen sich dann die Bewertungen und lassen Hilfesuchende eher ratlos zurück.

Ein weiteres Manko: Portale, die einzig auf Schulnoten als Bewertungsgrundlage abheben. Besser sind Anbieter, bei denen in der Bewertung auch ein längerer freier Text geschrieben werden kann. Bei einem so emotional besetzten Thema wie der Arztwahl bekommen die Nutzer auf diese Weise viel eher die Beweggründe für die eine oder andere Bewertung mit und können besser abschätzen, wie und warum dieses Urteil über den Arzt zustande gekommen ist. Insgesamt gilt: Je umfassender der Patient auf diese Weise informiert wird, umso klarer ergibt sich das Arzt-Bild. Experten wie Prof. Max Geraedts vom Institut für Gesundheitssystemforschung an der Universität Witten/Herdecke halten deshalb Arztbewertungssysteme für ideal, die einen Mix aus standardisierten Bewertungskriterien und der Möglichkeit zur freien Textbeurteilung darstellen. Schließlich können Patienten durchaus bewerten, ob Symptome abklingen oder ob die Beratung verständlich war. Aus diesem Grund sind Patienten als Bewerter sinnvoll, aber eben nicht allein. Auf der Webseite der Stiftung Gesundheit (www.arztauskunft.de) fließt deshalb auch das Ansehen innerhalb der Ärzteschaft mit in die Bewertung ein. Die Schulmediziner wurden dazu befragt, welchen Kollegen sie im Ernstfall konsultieren würden.

In Planung – der Ärzte-TÜV

Ein anderes neues Projekt startet die AOK mit einem Ärzte-TÜV. Ihre 24 Millionen Versicherten sollen demnächst Leistung und Service von Ärzten im Internet bewerten. Im Portal »AOK-Arzt-Navigator« können sie dann ihre Einschätzung über die 185 000 niedergelassenen Ärzte und Zahnärzte loswerden. Aufgrund der hohen Mitgliederzahl besitzen die Bewertungen eine wesentlich größere Aussagekraft als die der herkömmlichen Anbieter. Vor möglichen Manipulationen sollen u. a. Plausibilitätsprüfungen schützen, und Bewertungen sollen erst dann veröffentlicht werden, wenn eine genügend große Zahl von Kommentaren zu einer Praxis eingegangen ist. Für das Projekt arbeitet die AOK mit der Bertelsmann-Stiftung zusammen, die mit dem Klinikführer »Weiße Liste« (siehe Kapitel »Eine gute Klinik finden«, Seite 62 ff.) schon Erfahrungen mit einem richtungsweisenden Portal sammeln konnte und ein Garant für seriöse Projektentwicklungen ist. Doch wie nicht anders zu erwarten, bringen sich die Ärztevertreter in Stellung und laufen gegen das Vorhaben Sturm. So warnte ein Sprecher der Kassenärztlichen Vereinigung vor einem »digitalen Ärztepranger«. Schließlich seien die Patienten keine Medizinexperten und deshalb nur in der Lage, ein subjektives Urteil abzugeben. Ob ein Arzt Leitlinien-kompatible Therapien durchführt, können Patienten genauso wenig beurteilen wie die Wirkung von Medikamenten bei bestimmten Indikationen oder den Ablauf von sogenannten Stufentherapien. Allerdings sind Erfolg und Misserfolg der Behandlung für sie messbar, wie auch mögliche Nebenwirkungen und Befindlichkeitsstörungen durch die Therapie. Freundlichkeit des Personals, Wartezeiten und die Ausstattung der Praxis sind ebenfalls Punkte, die ein mündiger Patient beantworten kann. Werden die Angaben in ein seriöses, nachvollziehbares Bewertungssystem eingearbeitet, hat so ein Portal seine Berechtigung. Es öffnet den »closed shop« Schulmedizin und fördert den Wettbewerb innerhalb der Ärzteschaft – davon profitiert am Ende auch die Qualität der Behandlung. Außerdem wird für Patienten die Arztsuche transparenter. Insofern ist der Schritt der AOK überfällig, denn bisher dürfen sich medizinische »Schlechtleister« sicher fühlen, weil sie von Leistungsvergleichen, wie in vielen anderen Jobs üblich, bisher verschont geblieben sind.

Wer bietet was?

- www.docinsider.de (Filterung u. a. nach Fachgebiet und Stadt, kurzer Freitext)
- www.jameda.de (Filterung u. a. nach Fachgebiet und Stadt)
- www.helpster.de (erlaubt ausführliche Bewertungen im freien Text)
- www.checkthedoc.de (Internetauftritt in Überarbeitung, Stand vom 26.5.2009)
- www.arztauskunft.de (Angaben zu Patientenservice und -zufriedenheit, Qualitätsmanagement, Reputation, kein Freitext zur Beurteilung)

Von Doktoren, Heilern & Co.

Wie oft standen Sie schon vor der Frage: »Wie finde ich nur einen guten Urologen, Hautarzt oder Zahnarzt?« Von Klinik, Heilpraktiker oder Heiler ganz zu schweigen. Seriöse Adressen von guten Therapeuten oder Krankenhäusern zu finden ist auch in der Informationsgesellschaft von heute äußerst schwierig. Viel hängt von Ihrer eigenen Recherche und Hartnäckigkeit ab. Einen Königsweg gibt es nicht. Eigeninitiative ist gefragt. Bei mir war es so, dass ich die meisten Helfer durch Mundpropaganda und Recherche gefunden habe. Und über manchen Therapeuten bin ich dann auf weitere Adressen, Infos und Tipps gestoßen. Der Dschungel an Heilmethoden und Helfern ist dicht. Man muss sich förmlich durchhangeln – mit allen Risiken – und sein ganz individuelles Konzept für die Therapie finden. Wichtig ist, dass Sie sich selbst ein Bild von der Behandlung und dem Therapeuten machen. Allein den anekdotenhaften Erzählungen über dessen »Wunderheilungen« zu glauben mag gut für die geschundene Seele sein, mit der Wirklichkeit haben diese Geschichten aber meist recht wenig zu tun. Empfehlungen bergen grundsätzlich Risiken. Was mir geholfen hat, muss deshalb nicht unbedingt auch gut für Sie sein. Aber wer nicht wagt, der nicht gewinnt. Das gilt selbst auf dem heiklen Gebiet der medizinischen Versorgung. Das habe ich oft genug am eigenen Leib erfahren. Dann saß ich beim Arzt oder Heilpraktiker und dachte nur: »Schnell weg hier, bevor Schlimmeres passiert.« Mit der Zeit bekommt jeder – davon bin ich überzeugt – ein sehr feines Gespür dafür, welcher Therapeut etwas taugt und welcher nicht. Doch wenn Sie auf ein paar Dinge achten, finden Sie mit meinen Tipps garantiert die beste medizinische Versorgung.

Berührung als ärztliche Kunst

Können Sie sich erinnern, wann Ihr Arzt Sie das letzte Mal so richtig untersucht hat? Nein, mir geht es dabei nicht ums Blutabnehmen oder ums Röntgenbild. Vielmehr, wann er Sie berührt hat. So richtig, wie man sich das von seinem Arzt eben vorstellt. Den Körper des anderen wahrzunehmen, anzuschauen – mit wachen, interessierten, neugierigen Augen. Schlicht zu sehen, zu empfinden. Hat er Ihnen über die Haut gestrichen, ob sie feucht oder trocken, spröde, schuppig oder glatt war, hat er Ihnen die Hände gedrückt, um zu sehen, wie fest Sie zupacken, und hat er sich bewusst Ihre Fingernägel, Zunge, Augen und die Struktur der Haare angeschaut? Hat er Ihnen den Puls gefühlt, intensiv das

Herz abgehört und auf Lungengeräusche geachtet? All das kann viel über Ihren Zustand aussagen, noch bevor irgendwelche aufwendigen Laboruntersuchungen fällig werden.

Was mich in der Traditionellen Chinesischen Medizin (TCM) oder im Ayurveda immer wieder beeindruckt hat, waren die sichtbaren Zeichen und Veränderungen der Konstitution, die solche Ärzte bewusst registrierten. Sie erfassten den ganzen Menschen, wie es übrigens hierzulande früher auch üblich war und wie ich es selbst kennengelernt habe. Aber solche Ärzte stellen Ausnahmen dar, die man erst finden muss. Die Berührung als ältestes und wirksamstes Werkzeug ärztlichen Handelns wurde auf dem Altar der Faktengläubigkeit von Blutfettwerten, EKG und Röntgenbildern geopfert. Dabei ist die Macht der Berührung entscheidend für die Arzt-Patienten-Bindung, für Vertrauen, für Sicherheit, für Schutz. Und sie zeichnet erst einen wirklich guten Arzt aus, der seinen Patienten intuitiv erfühlt und dieses Wissen hinterher nur noch mit Laborbefunden absichert.

Zwei Beispiele, was möglich ist: Bernard Lown, ein ehemaliger US-amerikanischer Herzchirurg von Weltrang und Friedensnobelpreisträger des Jahres 1985, konnte durch sorgfältiges Abtasten der Brustwand einen unmittelbar bevorstehenden Herzinfarkt entdecken, durch ein atypisches Heben der oberen linken Brustwand. Der Schweizer Anthroposoph Kaspar Appenzeller beherrschte dagegen die Kunst der Auskultation (Abhören des Herzens und des Brustraums). Dabei handelt es sich um eine intuitive Interpretation des Herzschlags, mit deren Hilfe sich Krankheitstendenzen abhören lassen. Das Prinzip: Das Ganze ist in einem Teil repräsentiert. Und deshalb ist am Herzen eben mehr zu hören als nur das Pump- oder Herzklappengeräusch. So äußern sich entzündliche Neigungen durch einen anderen Rhythmus und Klang als etwa Verhärtungen (Tumoren). Am Klang des Herzens kann ein erfahrener Arzt mit großer Sicherheit auf Tumortendenzen schließen. Das mag manchem wie Hokuspokus vorkommen, hat aber im Rahmen einer ganzheitlichen Medizin durchaus seinen Platz. Ich habe es übrigens als seriös und aussagekräftig erlebt, obwohl ich als wissenschaftlich orientierter Mensch dieser Methode anfangs sehr skeptisch gegenüberstand.

Fachliche Qualifikationen immer vorausgesetzt, sollten gute Ärzte neben besonderem Einfühlungsvermögen vor allem die Fähigkeit besitzen, belastende Lebensumstände eines Patienten zu erfassen. Solche Stressoren sind nämlich – das zeigen viele Studien übereinstimmend – die Ursache vieler Erkrankungen. Mit anderen Worten: Ein guter Arzt betrachtet den Menschen ganzheitlich und behandelt nicht symptomorientiert. Gerade bei chronischen Erkrankungen gilt diese Sichtweise als besonders erfolgreich. Dabei kann aber nur die »sprechende Medizin« helfen. Sie liefert dem Arzt entscheidende Impulse, wenn er es schafft, dass sich der Patient ihm öffnet. Das klingt für manchen vielleicht banal, aber ärztliche Heilkunst hängt nun mal von viel einfacheren, oft schlichteren Faktoren ab, als wir uns das gemeinhin vorstellen.

Check-up für den Richtigen

Damit Sie sich auch gut aufgehoben fühlen, sollte Ihr Arzt bestimmte Grundvoraussetzungen erfüllen. Hier sechs wichtige Kriterien:

1. Freundlichkeit, Offenheit und kein Zeitdruck im Gespräch sind wichtige Indizien dafür, dass er mit Ihnen ernsthaft ins Gespräch kommen und eine vertrauensvolle Beziehung aufbauen will.
2. Pünktlichkeit und Zuverlässigkeit gehören ebenso zu den Qualitäten eines guten Arztes. Sie machen deutlich, welche Achtung er Ihnen als Mensch entgegenbringt.
3. Gut ist es, wenn er Ihnen das Gefühl vermittelt, für Sie alle Zeit der Welt zu haben, und Ihnen aufmerksam zuhört. Studien zeigen, dass Ärzte ihren Patienten oft schon nach 15 Sekunden ins Wort fallen.
4. Wenn er auf Sie Druck ausübt, sollten Sie ihn ganz schnell vergessen und sich aus dem Staub machen. Aussagen wie »Wenn Sie die Therapie jetzt nicht beginnen, spielen Sie mit

ihrem Leben« oder »Warum haben Sie nur so lange gewartet?« helfen nicht weiter, verursachen Schuldgefühle und tragen nicht zu Ihrer Heilung bei.

5. Wenn er sich bei Verschreibungen oder Überweisungen zurückhält, ist das eher ein gutes Zeichen. Oft werden Medikamente und weitere Untersuchungen bei Fachkollegen nur aus dem Grund verschrieben, weil der Patient es fordert und der Arzt froh ist, diesen Wunsch erfüllen zu können. Das ist nichts weiter als teure Kundenbindung, deren Folgen die Krankenkassen ausbaden müssen und die das marode Gesundheitssystem mit jährlich Hunderten Millionen Euro zusätzlich belasten. Weniger ist in solchen Fällen mehr.
6. Bevorzugt Ihr Arzt die kontaktlose Medizin, dann hat er wohl seinen Beruf verfehlt. Seelische wie körperliche Berührung bleibt auch in der Hightech-Medizin das wirksamste Werkzeug ärztlichen Handelns.

Heilpraktiker gesucht

Von der Schulmedizin enttäuscht, wenden sich immer mehr Menschen alternativen Heilmethoden zu. Hilfe finden sie dabei vor allem bei Heilpraktikern. Mehr als 20000 davon bieten hierzulande ihre Dienstleistungen an. Manche sind sehr erfahren, andere wiederum erst frisch im Geschäft. Die meisten sind spezialisiert auf bestimmte Diagnose- und Therapieverfahren wie Akupunktur, Irisdiagnostik, Homöopathie, Schröpfen oder Rhythmische Massage nach Wegmann/Hauschka. Das Angebot ist breit und schier unüberschaubar – ein ideales Terrain für Scharlatane und Kurpfuscher. Dabei können alternative Methoden neben der schulmedizinischen Therapie helfen oder sie in manchen Teilen sogar ersetzen. In letzterem Fall sollten Sie besonders kritisch sein: Wird von einer alternativen Therapie behauptet, dass sie zu 80 Prozent oder mehr heilt, sollten Sie vorsichtig sein. Ein mündiger Patient sieht beide Seiten kritisch: Schul- und Alternativmedizin. Und er macht vor dubiosen Heilpraktikern oder Heilern nicht halt. Nehmen Sie in solchen Fällen Kontakt auf zu Patienten-Selbsthilfeorganisationen (siehe Kasten »Medizin im Internet«, Seite 47) und holen Sie Rat und Expertisen ein. Vor allem glauben Sie nicht allen mythenhaften Überlieferungen. Da wird mehr als oft übertrieben, und die Wirklichkeit sieht leider häufig erschreckend anders aus.

Damit Sie keine Bauchlandung erleben, sollten Sie folgende Tipps beherzigen:

- Befragen Sie beim ersten Treffen den Heilpraktiker zu seiner Therapie. Ein seriöser Anbieter wird Ihnen die Antwort nicht verweigern, sondern seine Methode ausführlich erklären. Kann er das nicht verständlich, verlassen Sie lieber seine Praxis.
- Seien Sie vorsichtig, wenn Ihnen jemand verspricht, nur er könne Sie heilen. Solche Garantien kann keiner geben, das deutet eher auf einen Kurpfuscher hin.
- Verlässt er sich bei der Diagnose allein auf so umstrittene Verfahren wie Pendeln oder Kinesiologie und drängt er Sie zum Kauf seiner Produkte, wird es Zeit, das Weite zu suchen.
- Wird von einer schulmedizinischen Behandlung abgeraten oder sollten Sie Medikamente sofort absetzen, spricht das nicht für die Qualität des Therapeuten. Prahlt er zudem noch mit seinen Erfolgen, wird es ebenfalls Zeit, zu gehen.
- Wie beim Schulmediziner sollte am Anfang eine ausführliche Untersuchung stehen beziehungsweise ein Gespräch, in dem das gesamte körperliche und seelische Befinden abgeklärt wird. Manche Heilpraktiker setzen zusätzlich wissenschaftlich nicht anerkannte Diagnostikverfahren ein wie Iris- oder Gesichtsdiagnose, und bei Tumorbeobachtungen oft auch den Witting- oder Carcinochromtest. Die letzteren Verfahren haben nach meinen eigenen Erfahrungen durchaus Relevanz, sind aber wissenschaftlich überhaupt nicht anerkannt. In diesem Zusammenhang ist es für Krebspatienten lebenswichtig, detailliert über Risiken dieser Methoden aufgeklärt zu werden.

- Im Gegensatz zur Schulmedizin werden Patienten nicht symptomorientiert, sondern ganzheitlich behandelt. Vom Ansatz her ist dies gerade bei chronischen Erkrankungen die richtige Herangehensweise. Der Therapeut sollte sich für Sie Zeit nehmen. Die Erstanamnese (Aufnahme der Krankengeschichte) dauert in der Regel über eine Stunde.
- Unmittelbar nach der Behandlung kann der Körper Reaktionen zeigen. Solche sogenannten Erstverschlimmerungen (verstärken kurzzeitig die Krankheitssymptome) zeigen, dass der Heilungsprozess beginnt. Wichtig: Beobachten Sie genau den Verlauf. Dauern die Beschwerden länger an, lassen Sie die Symptome von einem Arzt abklären.
- Sind Sie mit der Qualität der Behandlung unzufrieden, können Sie sich an die Dachorganisation »Die Deutschen Heilpraktikerverbände« (Tel. 0228/96289900, www.ddh-online.de) wenden oder an die jeweiligen Verbraucherzentralen. Beide vermitteln in Streitfällen.
- Gesetzliche Krankenkassen übernehmen in der Regel keine Kosten. Private Versicherer zahlen je nach gewähltem Tarif ganz oder teilweise. Tipp: Vor der ersten Behandlung einen Kostenvoranschlag machen lassen und mit der Kasse abklären.

Wichtige Adressen

Über die Internetseiten folgender Verbände können Sie Heilpraktiker finden (mit Suchmodus nach Postleitzahlen):

- Bund Deutscher Heilpraktiker; Tel. 02581/61550; www.bdh-online.de
- Verband Deutscher Heilpraktiker; Tel. 0511/616980; www.heilpraktiker-vdh.de
- Freie Heilpraktiker; Tel. 0211/9017290; www.freieheilpraktiker.com
- Freier Verband Deutscher Heilpraktiker; Tel. 0251/136886; www.fvdh.de

Energieschub zum Gesundwerden

Als ich nach meiner ersten Krebserkrankung einen Rückfall erlitt und die Metastasen rasant wuchsen, musste ich nach neuen Wegen suchen, denn eine Chemotherapie kam aus verschiedensten Gründen für mich nicht in Frage. Zumal ich bei meinen Eltern Jahre zuvor auf grausame Weise miterleben musste, was es bedeutet, durchtherapiert zu werden – wie übrigens auch heute noch viele Menschen ein solches Schicksal erleiden müssen, obwohl es gar nicht nötig wäre. Doch das ist ein umfassendes Thema, dem ich mich schon anderweitig gewidmet habe (»Dem Krebs entkommen«, Systemed Verlag). Meine Lebensqualität wollte ich um keinen Preis verlieren. Während mich die Schulmedizin wie gewohnt unter Druck setzte und mir dringend zur Chemotherapie riet, suchte ich nach Auswegen aus der Therapiefalle. Ich probierte diverse alternative Behandlungskonzepte, schluckte Tees, nahm Tropfen und trug Salben auf. Alles nur mit mäßigem Erfolg. Derweil blieb mein behandelnder Arzt im Allgäu, den ich kontinuierlich besuchte, gelassen. Er setzte auf seine Fähigkeiten. Aber wieso vertraute ich gerade ihm, der in einem winzigen Dorf bei Kaufbeuren praktizierte? In einer kleinen, unscheinbaren Praxis, wo aber Großes passierte, und der trotzdem nicht in den Medien gefeiert wurde. »Das kriegen wir schon hin«, sagte er mir immer, aber verlassen wollte ich mich nicht darauf. Auf einen Arzt, der sich mit seinem Therapiekonzept gegen die herrschende Medizinerzunft stellte, zumal die Dinger in meinem Bauch kontinuierlich auf eine stattliche Größe wuchsen. Eines Tages war es dann so weit. Er gab mir, wie bereits beschrieben, wieder ein paar Globuli, setzte einige Akupunkturnadeln und sagte kurz: »Das müssen Sie jetzt aushalten.« Was das bedeutet, erfuhr ich schon wenige Stunden später. Mein Körper rebellierte über Wochen und Monate. Fieberschübe wechselten sich mit Schmerzattacken im Bauchraum ab. Ich wusste, das war der Beginn meiner Heilung, denn die Metastasen schrumpften fortan kontinuierlich. Um diesen Prozess zu unterstützen, hatte ich parallel nach weiteren Therapievarianten Ausschau gehalten. Ich hatte an indianischen Heilritualen teilgenommen, war bei Medizinfrauen und Handauflegern. Noch heute gehe ich regelmäßig zum Heiler. Diesmal aber nicht fernab in Brasilien, den USA oder Südafrika – sondern in Hamburg, denn gute Heiler gibt es auch in Deutschland. Ihre Zahl wird auf rund 7000 geschätzt, allerdings tummeln sich darunter viele Kurpfuscher und Scharlatane.

Heilen, aber sicher

Damit Sie keinem Scharlatan aufsitzen, gelten die gleichen Vorsichtsmaßregeln wie bei Heilpraktikern. Gute Adressen sowie gutdokumentierte Fälle finden Sie bei der Internationalen Vermittlungsstelle für Herausragende Heiler (IVH, Zollerwaldstr. 28, 69436 Schönbrunn, Fax: 062 71 /7 21 80, E-Mail: ivh@psi-infos.de, weitere Infos unter www.psi-infos.de). Mehr als 150 Heiler sind in dem Netzwerk bisher aufgenommen. Wer dort registriert wird, muss mehrere Heilerfolge nachweisen.

Seriöse Heiler arbeiten hauptsächlich im feinstofflichen Bereich; sie versuchen, im Körper Energieblockaden zu lösen und damit den Heilungsprozess zu fördern. Sie setzen Energien, Schwingungen, Rhythmen ein und verwenden ähnliche Methoden, wie man sie aus anderen Bereichen kennt, etwa die Rhythmischen Massagen im Ayurveda, die die Energiebahnen (Meridiane) aktivieren, oder die Misteltherapie in der Anthroposophie, die für eine heilende Modulation der Körpertemperatur sorgt. Schließlich ist Krankheit nichts anderes als eine Störung dieser schwingenden und fließenden Energien. Jedes physische und psychische Trauma hinterlässt Blockaden im Energiehaushalt des Menschen, insbesondere bei Krebskranken. Heiler können nun durch Energieübertragung (bioenergetische Medizin/Reiki) das Nerven- und Immunsystem, den Stoffwechsel und die Drüsenfunktion harmonisieren. Vor allem das hormonelle Steuerungssystem, dessen Dysfunktion Auslöser vieler Tumoren ist, kommt wieder ins Gleichgewicht. Das kann durch Handauflegen passieren, durch selbstgesammelte und zerstoßene Kräuter, durch rituelle Handlungen oder durch Anbetung einer Ikone. Alle Handlungen dienen letztlich nur dem einen Zweck, den Selbstheilungsprozess zu fördern. Mich hat immer das Handauflegen fasziniert, denn aus unseren Händen strömt natürliche Lebensenergie, die Schmerzen lindert, beruhigt und heilsam ist. Jeder hat schon erlebt, wie gut das tut, wenn er die Hände fast im Reflex auf schmerzende Körperteile legt. In England arbeiten Heiler neben klassisch ausgebildeten Ärzten auch im Krankenhaus. In den USA werden ebenfalls solche Heilkonzepte unter dem Begriff »Therapeutic Touch« (heilende Berührung) mit der Schulmedizin verknüpft. In Deutschland kooperieren einige Ärzte mit solchen Heilern. Sie schicken ihnen ihre Patienten, wenn sie nicht mehr weiterwissen und die leidvollen Therapien schon viel Energie aus dem Körper der Patienten gezogen haben. Heiler fangen meist da an zu arbeiten, wo die klassische Schulmedizin sich aus dem Staube macht, nicht mehr greift oder schlicht versagt.

So ein Schmarren, werden Sie denken. Mit Recht – zumindest auf den ersten Blick. Die medizinische Wirksamkeit ist wissenschaftlich durch nichts bewiesen. Gleichwohl können solche Therapien durchaus hilfreich sein. Ich habe es selbst am eigenen Körper erlebt und in vielen anderen Fällen auch. Natürlich bewegen wir uns damit im Grenzbereich der Medizin. Aber ist das so schlimm? Wenn Sie in Ihrem Leben an den Punkt kommen, wo Sie alles in Bewegung setzen, um Ihre irdische Existenz weiter zu sichern, dann werden Sie Dinge tun, von denen Sie sich niemals hätten träumen lassen, dass Sie diese tun. Diese Not, diese Ängste, dieser bodenlose Abgrund, in den man von einer Sekunde auf die andere hineingezogen wird, das kann nur einer verstehen, der das selber erlebt hat. Und dann öffnen Sie plötzlich die Augen, probieren Dinge aus und sind überrascht, dass sie auch funktionieren. Sie wollen leben, Sie wollen gesund werden. Und nur Sie können wirklich etwas dafür tun.

Eine gute Klinik finden

Die Krebsdiagnose war für mich damals ein Schock. Zwar hatte ich schon selber am Morgen den Hodentumor ertastet, aber als ich den Befund Stunden später noch mal vom Arzt bestätigt bekam, wurde er grausige Realität. Nun stand ich da und wusste erst einmal nicht weiter. Wo sollte ich mich nur operieren lassen? Und vor allem – viel wichtiger – von wem? Und wo finde ich überhaupt die optimale Behandlung? Also hörte ich mich bei Verwandten, Freunden und Bekannten um, und binnen eines Tages kristallisierte sich eine Klinik heraus, an der ein renommierter Hamburger Urologe praktizierte. Den rief ich an, holte mir beim Facharzt die Einweisung in die Klinik, und drei Tage später sollte ich operiert werden. Als Kassenpatient. Bei bester Behandlung und perfekter OP-Technik. Und das Dreibettzimmer hatte ich auch nicht als störend empfunden.
Auf Empfehlungen von Ärzten kann man sich bei der Krankenhauswahl allerdings immer seltener verlassen, spätestens seit bekannt wurde, dass sie von Kliniken Prämien für die Überweisung von Patienten erhalten. Ein solches Kopfgeld – oder besser noch Schmiergeld – schafft Abhängigkeiten, die nicht im Sinne der Kranken sein können. Abhilfe schaft, wenn auch noch begrenzt, das Internet. Dort kann sich jeder relativ schnell ein Bild über die Qualitäten bestimmter Kliniken machen – dank zahlreicher Klinikführer im Datennetz. Vor- und Nachteile der einzelnen Häuser lassen sich dort nachlesen. Wer weiß schon, wo er am besten aufgehoben ist und wo am besten Herzklappen oder Hüftgelenke eingesetzt werden, Brusttumoren oder Gallenblasen entfernt werden? Das ist überlebenswichtig (siehe auch Kapitel »Pfusch am Patienten«, Seite 69), denn die falsche Klinikwahl kann nicht nur den Therapieerfolg schmälern oder gleich ganz gefährden – sie kann schlimmstenfalls das Leben kosten. Immerhin 17 000 Patienten sterben pro Jahr durch schlampige Arbeit der Ärzte. Von zentraler Bedeutung ist deshalb die Qualifikation der Schulmediziner. Wie oft sie etwa eine bestimmte Operation ausführen, kann ein wichtiges Qualitätskriterium sein. Setzten sie pro Jahr 1119 Kniegelenke oder 1726 Hüftgelenke ein wie im Jahr 2006 an der Hamburger Endo-Klinik, spricht das genauso

für die große Erfahrung der dortigen Ärzte im Umgang mit diesen Implantat-Technologien wie für die Chirurgen am Herz- und Diabeteszentrum in Bad Oeynhausen, die im gleichen Zeitraum 4195 Bypassoperationen durchführten. Damit ist die Angabe von Fallzahlen indirekt auch ein entscheidendes Qualitätsmerkmal. Fast alle Klinikführer werten dabei die sogenannten »strukturierten Qualitätsberichte« der deutschen Krankenhäuser aus, die seit 2005 alle zwei Jahre erstellt werden müssen. Dort wird registriert, wie viele Betten es gibt, wie viele Behandlungen pro Jahr anfallen, wie viele Ärzte und Pflegekräfte sich um die Patienten kümmern, welche technische Ausstattung vorhanden ist oder wie oft eine Operation ausgeführt wurde.

Noch detaillierter ist der aktuelle Report 2008 der Bundesgeschäftsstelle für Qualitätssicherung, kurz BQS genannt. Er dokumentiert Therapieverläufe bestimmter Krankheiten, ob es beispielsweise Komplikationen bei einer Hüft- oder Knieoperation gab oder wie schnell bei einer Lungenentzündung ein Antibiotikum verabreicht wurde. Noch vor kurzer Zeit wurden diese sensiblen Angaben penibel unter Verschluss gehalten. Doch ausnahmsweise konnten sich hier Politik und Patientenverbände durchsetzen. Jetzt müssen die Kliniken mehrere Qualitätsindikatoren – derzeit sind es 27 – veröffentlichen, gegliedert nach Fachbereichen, Durchführung der Therapie und Ergebnis. Auf der Basis von 3,8 Millionen Datensätzen eröffnet sich den Hilfesuchenden damit die Möglichkeit, sich über den Qualitätsstandard von derzeit rund 1700 Kliniken besser informieren zu können. Willkommener Nebeneffekt: Der Qualitätswettbewerb unter den Krankenhäusern wird dadurch zusätzlich befeuert.

Stehen diese Angaben erst einmal im Netz, muss dieser Datenwust für alle interessierten medizinischen Laien verständlich übersetzt werden. Die Klinikführer übernehmen diesen Part. Sie interpretieren und werten die oft schwerverständlichen Statistiken aus und verwandeln sie in lesbare Texte und Tabellen, wie zum Beispiel der Klinikführer der Techniker Krankenkasse. Und er bietet noch eine wesentliche Zusatzinformation: Erfahrungsberichte von Krankenhauspatienten. Die Beurteilungen von rund 170 000 befragten Patienten fließen derzeit in das Internetangebot mit ein.

Mein Tipp: Solche Klinikführer sind eine sinnvolle Einrichtung. Sie werden sich in den kommenden Jahren noch weiterentwickeln und auf ihre Weise dazu beitragen, dass der Qualitätsstandard deutscher Kliniken steigt. Ich hätte mir damals eine solche zusätzliche Informationsquelle gewünscht. Allerdings können sie eine eigene Recherche noch nicht komplett und zuverlässig ersetzen, weil die Datenmengen zu den Kliniken und die Erfahrungsberichte der Patienten noch nicht umfangreich genug sind.

Sechs wichtige Fragen zur Kliniksuche

1. Wie informiere ich mich schnell über eine Klinik?
Mund-zu-Mund-Propaganda ist dafür ideal. Fragen Sie am besten Verwandte, Bekannte und Freunde nach ihren Erfahrungen mit dieser oder jener Klinik. Vielleicht hat sich erst kürzlich jemand wegen der gleichen Beschwerden behandeln lassen und kann weiterhelfen.

2. Soll ich meinen Hausarzt fragen?
Auf jeden Fall, denn er besitzt meist langjährige Erfahrungen mit den Krankenhäusern der Umgebung, vielleicht auch mit weiter entfernten Spezialkliniken. Er kennt die Chancen und die Risiken, die diese Häuser bergen, ziemlich genau. Sprechen Sie ruhig offen an, was Sie sich vom Krankenhaus erwarten. Soll es in der Nähe Ihrer Familie liegen, soll es über seelsorgerische Einrichtung verfügen oder soll es alternative Behandlungskonzepte berücksichtigen?

3. Was können Krankenkassen leisten?
Dank ihrer hohen Mitgliederzahlen wissen die Kassen auch recht gut, welche Kliniken besten Service bieten. Zudem stehen beim Vorliegen besonderer Gründe sogenannte Fallmanager zur Verfügung, die für Sie die optimale Behandlung vorschlagen und organisieren – natürlich auch, um Kosten zu sparen.

4. Gibt es auch für Kliniken Gütesiegel?
Ja. So gibt es zum Beispiel »zertifizierte Brustzentren« oder auch Gütesiegel, beispielsweise für die Akutschmerzbehandlung. Die Zentren müssen

bestimmte Qualitätsrichtlinien erfüllen. Sie können auch in der Klinik nachfragen, wie viele Fälle pro Jahr die Ärzte diagnostizieren und behandeln. Die Antwort kann ein verlässliches Maß dafür sein, welche Erfahrungen die Ärzte mit der Erkrankung oder Operationsmethode haben.

5. Soll ich mir die Klinik vor der OP anschauen?
Unbedingt, sofern es die Entfernungen zulassen. Der erste Eindruck kann Ihnen bereits Aufschluss darüber geben, was Sie später erwartet. Wie freundlich ist das Personal? Wie steht es mit der Sauberkeit? Herrschen Hektik und Unordnung vor? Sprechen Sie ruhig andere Patienten an und befragen Sie sie zum Klinikalltag. Die Bedeutung solcher Nachfragen ist mittlerweile auch wissenschaftlich untersucht. Nach einer Studie der Bertelsmann Stiftung würden 87 Prozent der Menschen gerne wissen, wie ehemalige Patienten das Krankenhaus beurteilen. Also, fangen Sie gleich vor Ort an! So bekommen Sie ein umfassenderes Bild. Das gibt Ihnen Ruhe, Kraft und Zuversicht, die Sie für Ihre Therapie dringend benötigen.

6. Wo kann ich mich noch informieren?
Im Internet auf der Webseite des Krankenhauses. Dort können Sie teilweise auch die Qualitätsberichte der Kliniken einsehen. Wie viele Zimmer sind vorhanden, gibt es eine Fachabteilung für Ihre Erkrankung, welche Ärzte arbeiten dort, oder wie steht es um die technische Ausstattung? Noch leichter geht das natürlich mit den Klinikführern (siehe unten), die zudem noch andere wichtige Informationen liefern.

Krankenhaus-Guides im Überblick

Derzeit können Sie zuverlässige Informationen über Kliniken, deren Fachbereiche, Qualitätskriterien und technischen Standard in mehreren Internetangeboten sowie vereinzelt auch in Buchform finden. Es gibt mehrere überregionale und regionale Anbieter:

- TK-Klinikführer (www.tk-online.de, dann weiter unter »TK-Klinikführer«)
  Das Portal der Techniker Krankenkasse wurde wie der »Klinik-Lotse« im Jahr 2007 mit »gut« bewertet und war damit einer der beiden Test-

sieger. Der Patient gibt einen Suchbegriff ein und kann gezielt nach Diagnose, Eingriff, Krankenhausnamen oder medizinischem Gerät suchen. Die Ergebnisliste zeigt u. a. Fallzahlen bundesweit in Frage kommender Kliniken. Und ganz wichtig: Nutzer können bei über 230 Krankenhäusern nachlesen, wie zufrieden andere Kranke dort waren. Ein Vergleich mit anderen Krankenhäusern ist nicht möglich.

- Klinik-Lotse (www.klinik-lotse.de)
  Betreiber sind der Verband der Angestellten-Krankenkassen und der Arbeiter-Ersatzkassen-Verband. Das überregionale Portal wurde von der Stiftung Warentest im November 2007 wie auch der bereits oben genannte TK-Klinikführer mit der Note »gut« bewertet und ebenfalls Testsieger. Datenbasis sind die Qualitätsberichte aus dem Jahre 2007. Suchfunktionen sind nach bestimmten Behandlungen (naturheilkundliche Therapiemethoden zählen ebenfalls dazu!), Versorgungsschwerpunkten, Ausstattung der Kliniken oder Entfernung vom Heimatort möglich. Am Ende gibt es eine Klinikliste mit den entsprechenden Qualitätsberichten.
- Helios Klinikführer (www.helios-klinikfuehrer.de)
  Der Betreiber Helios Kliniken GmbH zählt hierzulande zu den Pionieren in der überregionalen Qualitätserfassung. Seit 1999 können Patienten in der »Helios-Klinik-Suche« die Daten der rund 60 Helios-Krankenhäuser abrufen – nach Fachabteilung, Krankheitsbild oder Bundesland. Auch gibt es die Funktion, direkt nach bestimmten Akut- oder Reha-Kliniken zu suchen. Es finden sich detaillierte Informationen zur Zahl der behandelten Patienten, zu Todesfällen und auf Basis von Langzeitdaten zu den Erfolgsquoten der medizinischen Behandlungen.
- Weiße Liste (www.weisse-liste.de)
  Betreiber ist die Bertelsmann Stiftung in Kooperation mit sechs Patientenorganisationen. In dem überregionalen Suchportal finden Interessierte die Daten der Qualitätsberichte aufgeschlüsselt. Klickt man sich durch die einzelnen Qualitätskriterien, erhält man eine persönliche Favoritenliste. Dort lassen sich die Krankenhäuser auch untereinander vergleichen. Demnächst soll das Angebot erweitert um das Kriterium »Zufriedenheit mit einzelnen Fachabteilungen ergänzt werden.

- Hamburger Krankenhausspiegel (www.hamburger-krankenhausspiegel.de)
  Das regionale Angebot wird von 26 Hamburger Kliniken betrieben, in Zusammenarbeit mit Ärztekammer, Verbraucherzentrale, mehreren Krankenkassen sowie der Externen Qualitätssicherung der Hamburger Krankenhäuser (EQS). Statt der vorgeschriebenen 27 Qualitätsmerkmale haben die Kliniken weit mehr als das Dreifache zur Einsicht freigegeben. Zwischen zwölf Krankheitsbildern und Behandlungsverfahren kann gewählt werden. Krankheiten, Diagnose und Therapie werden genau und verständlich erklärt. Weitere Ausführungen zu den Qualitätsmerkmalen helfen, die Ergebnisse zu deuten.
- Krankenhausspiegel Hannover (www.krankenhausspiegel-hannover.de)
  18 Kliniken aus Hannover in Zusammenarbeit mit der Techniker Krankenkasse und der Hannoverschen Allgemeinen Zeitung stehen hinter diesem regionalen Betreiber. Das Konzept ähnelt stark dem Hamburger Krankenhausspiegel – bis hin zum optischen Auftritt. Momentan kann der Patient zwischen elf Qualitätsmerkmalen wählen, demnächst soll das Angebot erweitert werden. Jede Krankheit, Diagnose und Therapiemethode wird ausführlich erklärt. Fast jede Hannoveraner Klinik beteiligt sich am Krankenhausspiegel.
- Klinikführer Rhein-Ruhr (www.kliniken-rhein-ruhr.de)
  Betrieben wird das regionale Angebot vom Initiativkreis Ruhrgebiet. 75 Kliniken nehmen teil und haben neben den Angaben zur Patientenzufriedenheit alle Daten der offiziellen Qualitätsberichte weitergegeben. Neben Fallzahlen zu insgesamt 19 verschiedenen Fachbereichen finden sich auch Angaben zu Krankenhausempfehlungen durch niedergelassene Ärzte. Nachteil: Nur rund die Hälfte der Kliniken im Rhein-Ruhr-Gebiet wurde berücksichtigt. Der Klinikführer ist auch als Buch lieferbar und kann im Internet bestellt werden (Adresse siehe oben).
- Klinikführer Rheinland (www.klinikfuehrer-rheinland.de)
  Der Krankenhauszweckverband Köln, Bonn und Region hat den regionalen Klinikführer ins Leben gerufen. Qualitätsberichte von

159 Krankenhäusern sowie Qualitätsmerkmale aus elf Leistungsbereichen wurden verarbeitet. Ein einfaches Ampelsystem macht deutlich, ob diese Merkmale qualitativ unauffällig (grün) oder qualitativ auffällig (rot) waren. Möglich ist die gezielte Suche nach Fachabteilung, nach Diagnose oder nach Körperregionen und – für Eltern besonders wichtig – nach Kindererkrankungen.

- Klinikführer München
  Nur in Buchform erhältlich (»Klinikführer München 2008/2009«, AnnyCare, Trias 2008, 482 Seiten, 14,95 Euro). Bietet Informationen und Bewertungen von über 70 Kliniken im Großraum München. Befragt wurden über 7000 Ärzte zu ihren Klinikempfehlungen, und es gibt u. a. Fallzahlen zu 400 Fachabteilungen, Tabellen mit Bewertungen zu 17 medizinischen Fachgebieten sowie verständlich aufbereitete Qualitätsdaten der Krankenhäuser.
- Klinikführer Berlin
  Nur in Buchform erhältlich (»Klinikführer Berlin 2009«, Tagesspiegel Verlag, 2008, 280 Seiten, 9,80 Euro). Vorgestellt werden rund 50 Krankheitsbilder und ihre Behandlung – illustriert mit Grafiken und Fotos. Befragt wurden u. a. 2400 niedergelassene Ärzte nach ihren Klinikempfehlungen. Außerdem gibt es die Auswertung einer Befragung von über 4100 Chirurgiepatienten sowie tabellarisch aufbereitete Angaben zu Fallzahlen und Qualitätsdaten von 59 Berliner Kliniken.

Pfusch am Patienten

Gerne wird hierzulande die medizinische Versorgung immer wieder in hohen Tönen gelobt. Politik, Ärztevertreter und Klinikbetreiber lassen dann auch keine Möglichkeit aus, um zu betonen, wie gut und zuverlässig diese doch sei – und stets auf dem neuesten wissenschaftlichen Stand. Doch jenseits dieses Wortgeklingels und PR-Getöses offenbart sich eine andere Welt, denn während sich das medizinische Wissen alle fünf Jahre verdoppelt, scheinen die Patienten nicht im gleichen Umfang von diesem Erfahrungszugewinn zu profitieren. Ihnen droht vielmehr eine Welt voller Risiken für Leib und Leben. Ein falschgedeutetes Symptom, ein verwechseltes Medikament oder ein zu tiefer Schnitt kann über Leben und Tod entscheiden. Unfähigkeit, Schlamperei und hygienische Missstände lassen manchen Krankenhausbesuch für den Hilfesuchenden zum gefährlichen Vabanquespiel werden. Betrachtet man die erschreckenden Zahlen, ist die beste Operation diejenige, die man gar nicht erst durchführen lässt. Der deutsche Sachverständigenrat zur Begutachtung der Entwicklung im Gesundheitswesen legte 2007 eine Auswertung von über 180 Studien vor. Bei jährlich 17 Millionen Krankenhauspatienten kommt es danach zu rund 170 000 Behandlungsfehlern und etwa 17 000 Todesfällen – mehr als dreimal so viele wie im Straßenverkehr. Damit gehören Fehler in der Medizin zu den zehn häufigsten Todesursachen in Deutschland. Wie hoch die Fehlerquote tatsächlich ist, kann allerdings nur geschätzt werden. Manche Experten gehen sogar von 340 000 bis 680 000 fehlerhaften Diagnosen und Therapien pro Jahr aus. Allerdings: »Die realen Schadensdaten gehören zu den am besten gehüteten Geheimnissen der Republik!«, heißt es dazu bei der Notgemeinschaft Medizingeschädigter in Bayern (weitere Infos unter: www.ngm-bayern.de). Ein wenig Licht in dieses Dunkel aus vermeidbarem Leid, Schmerzen und Qualen bringen vereinzelte Meldungen in den Medien. Beinahe täglich liefern sie Schreckensberichte aus deutschen Kliniken, die eine oft unfassbare Mischung aus Schlamperei, Pannen und absichtlicher Verdunkelung offenbaren.

Versager in Weiß

Wie die traurige Realität bei Diagnose und Therapie in deutschen Krankenhäusern, spezialisierten Zentren oder bei Fachärzten aussieht, zeigt folgende durchaus reale Fallübersicht (Namen geändert):

- Ulrike P. ließ sich in einer Wiesbadener Klinik am Unterleib operieren. Danach klagte sie über höllische Schmerzen an Rippen und Herz und konnte sich kaum mehr bücken. Die behandelnden Ärzte sagten, sie solle sich nicht so anstellen. Erst eine Röntgenaufnahme in einer anderen Klinik brachte die Ursache ans Licht: Die Operateure hatten in ihrem Bauch einen Spatel vergessen, 30 cm lang und 5 cm breit, der vom Schambein bis zum Brustkorb reichte.
- Nina S. wurde an den Mandeln operiert. Die Naht hielt nicht bei der damals Fünfjährigen, und die Kleine erstickte noch in der Nacht an ihrem eigenen Blut.
- Peter M. sollte ein Hirntumor entfernt werden. Versehentlich entfernten die Ärzte ein gesundes, pflaumengroßes Stück Hirnmasse aus seinem Kopf. Heute ist er zu 100 Prozent erwerbsunfähig und auf dauerhafte Hilfe angewiesen.
- Petra L. wurde der Blinddarm entfernt. Dabei verletzten die Ärzte ihre Bauchschlagader mit der Folge, dass ihr später ein Bein amputiert werden musste.
- Kathrin P. ging zur Brustkrebsvorsorge. Bei der Mammographie stellten die Ärzte eine Zyste fest. Unverdächtig, so deren Diagnose. Doch der Befund ließ der Patientin keine Ruhe. Ein anderer Arzt riet nach einer Ultraschalluntersuchung zu einer Biopsie. Diese ließ sie wieder im spezialisierten Mammazentrum durchführen. Auch jetzt gab es von den Ärzten Entwarnung. Doch die Zyste wuchs, und Kathrin P. entschied sich von allein zur Operation. Zum Glück, denn die angebliche Zyste stellte sich als bösartiger Tumor heraus.
- Konrad F. plagten Schmerzen im Magenbereich, die bis in die Zähne und den Kopf ausstrahlten. Der Hausarzt verschrieb ihm Arzneien gegen Magenkoliken, doch die Qualen blieben. Der Gang ins Krankenhaus rettete ihm das Leben, denn beim EKG stellten die Ärzte

> einen Herzinfarkt fest. Wäre er schneller behandelt worden, wären die Herzschäden geringer gewesen, und er müsste heute weitaus weniger Medikamente einnehmen.

Dass solche Fehler passieren, hat oft mehrere Gründe: Die Medizin wird immer anspruchsvoller und unüberschaubarer. Modernste Technik und Fachleute verschiedener Disziplinen müssen reibungslos zusammenarbeiten – oft unter Zeitdruck und Stress. Das Fällen schneller Entscheidungen in Krisensituationen birgt zusätzlich enormes Gefahrenpotenzial. Noch fehlt es an einem profunden und vor allem flächendeckenden Qualitätsmanagement. Ein erster Schritt besteht darin, dass solche Ereignisse nicht mehr verschwiegen werden – wie es früher oft der Fall war. Einen solchen taten seinerzeit 17 deutsche Ärzte, die sich als Mitglieder des »Aktionsbündnisses Patientensicherheit« öffentlich zu ihren Fehlern bekannten: von dem versehentlich operierten Knie über eine bei der Operation vergessene Bauchklemme bis hin zu einer nicht erkannten Krebserkrankung. Geeignete Instrumente, um solche Fehler zu vermeiden, sind freiwillige Berichtssysteme, Schadensfallbewertungen, Fallbesprechungen und Ursachenanalysen. »Offener Austausch und gemeinsames Lernen sind deshalb der Schlüssel für gelebte Patientensicherheit«, heißt es dazu beim Aktionsbündnis Patientensicherheit.

Was seitens der Ärzte möglich ist, zeigt das Simulatorentraining im Operationssaal. Im Tübinger Patientensicherheits- und Simulationszentrum, kurz TüPASS genannt, können medizinische Teams ihr Können überprüfen. Wie Piloten im Flugsimulator lernen sie dort, chaotische OP-Situationen zu beherrschen – an Puppen und ohne Menschen zu gefährden. Und im Ospidal Scoul im Engadin haben die Mitarbeiter eine sogenannte Stoppregel eingeführt. Alle im OP-Team sammeln sich kurz meditativ vor einem Eingriff, um ihre jeweilige Rolle innerlich durchzuspielen – ähnlich wie Bob- oder Skifahrer, die Eiskanal und Piste erst einmal vor ihrem geistigen Auge hinabrasen.

Eine simple Checkliste der Weltgesundheitsorganisation (WHO, www.who.int/en/, dann »Programmes and projects« anklicken, danach unter »Patient safety« suchen) soll ebenfalls Hilfe bringen. 2008 hat sie Empfehlungen vorgestellt, um Operationen sicherer zu machen: Wer liegt da vor uns? Ist es der Richtige? Sitzt das Filzstiftkreuz an der richtigen Stelle? Sind die Antibiotika innerhalb von 60 Minuten nach dem ersten Schnitt gespritzt, ist das Besteck steril, wie viele Klemmen, Tupfer, Haken etc. liegen auf dem Tisch – und sollten nach dem Eingriff auch wieder da liegen? Durch diese Checkliste sank, so eine internationalen Studie, die Fehlerhäufigkeit um ein Drittel, die Zahl der Todesfälle im Operationssaal um fast die Hälfte (!). »Ich kann mich an keine medizinische Neuerung der letzten 30 Jahre erinnern«, schwärmte Donald Berwick, Leiter des US Institute for Healthcare Improvement, »die so deutliche Auswirkungen gezeigt hat.«

Und wie Patienten selber das Schlimmste verhindern können, zeigt folgender dokumentierter Fall einer Freundin aus Hamburg. Als Brustkrebspatientin bekam sie nach der Operation eine längere Hormonbehandlung. Das Medikament sorgte dafür, dass sich die Gebärmutterschleimhaut nach zwei Jahren verdickte und entfernt werden sollte, um einem Tumor vorzubeugen. Ein kleiner, komplikationsloser ambulanter Eingriff. Sie ging in eine Tagesklinik und wurde am Empfang wie folgt begrüßt: »Guten Tag Frau XX, wir sollen also bei Ihnen eine Sterilisation durchführen.« Meine Freundin war ziemlich aufgebracht, schüttelte nur den Kopf über solche Schlamperei und wies auf den Fehler hin. »Keine Sterilisation, sondern nur Entfernung der Gebärmutterschleimhaut.« Gut, bekam sie patzig zur Antwort, dann ändern wir das eben. Wenig später erschien kurz vor der Operation der Anästhesist in ihrem Zimmer und sagte: »Hallo Frau XX, Sie wollen sich also bei uns sterilisieren lassen?« »Verdammt noch mal, nein«, sagte meine Freundin ziemlich entnervt angesichts der Desorganisation in der Klinik. Ruhig wiederholte sie dann, was bei ihr gemacht werden sollte. »Vermerken Sie das bitte in Ihren Unterlagen«, wies sie ihn an. Nicht mehr und nicht weniger. Und vor allem keine Sterilisation. Dem Anästhesisten war die Situation natürlich peinlich. Nach der Operation kam noch der Chirurg vorbei und entschuldigte sich für seine Angestellten. So weit, so gut, erzählte mir meine Freundin später. »Aber im Wartezimmer saßen einige Immigranten, die kaum Deutsch verstanden. Die hätten doch am

Tresen einen solchen Fehler erst gar nicht bemerkt«, sagte sie nachdenklich, »und hätten sich später wohl gewundert, warum es mit der Schwangerschaft nicht klappt.«

Nur zu Ihrer Sicherheit

- Stellen Sie sich deutlich mit Namen vor, halten Sie dabei Blickkontakt und fragen Sie nach dem Namen des Arztes, der Sie behandelt. Das mag banal klingen, aber es schafft Verbindlichkeit.
- Je intensiver und prägnanter der Dialog mit dem Arzt erfolgt, umso größer ist auch später die Wahrscheinlichkeit, dass er Sie wiedererkennt – selbst im Operationssaal, am Gesicht, an den Augen, an der Stimme.
- Bestehen Sie darauf, mit Namen angesprochen zu werden. Das hilft ebenfalls, Verwechslungen zu vermeiden.
- Fragen Sie immer nach, wenn Ihnen etwas merkwürdig erscheint.
- Falls der Arzt beim Vorgespräch und beim Blick in Ihre Akte vielleicht Dinge äußert, die nun gar nichts mit Ihnen zu tun haben, sollten bei Ihnen die Warnlichter angehen. Stellen Sie sicher, dass er die richtigen Unterlagen bei sich hat.
- Achten und bestehen Sie darauf, dass bereits im Vorfeld das Operationsgebiet mit Filzstift markiert wird. So können Sie sanft in die Narkose entschlummern. Die Gefahr einer Verwechslung ist dann gering. Wie berechtigt diese Forderung ist, zeigt folgende Zahl: Bis zu 200 Organe und Körperteile werden hierzulande pro Jahr fälschlicherweise operiert.
- Weitere gute Infos finden sich im Internetauftritt vom Aktionsbündnis Patientensicherheit (www.aktionsbuendnis-patientensicherheit.de) unter dem Punkt »Veröffentlichungen und Downloads«.

Risiko Pillen

Eine weitere verkannte Gefahrenquelle ist der Bereich der Medikamente. Etwa 50 000 sind davon in Deutschland zugelassen. Für rund 30 Milliarden Euro konsumieren wir pro Jahr Tabletten, Tinkturen und Kapseln. Meist wissen wir gar nicht mehr, was wir alles schlucken. Neben dem Suchtpotenzial stellen insbesondere Wechselwirkungen ein hohes Risiko dar. Und »Medikationsfehler gehören zu den wichtigsten Gefahrenquellen«, heißt es dazu beim Aktionsbündnis für Patientensicherheit. Im Rahmen einer großen internationalen Studie (Primary Care International Study on Medical Errors) stellen sie zum Beispiel im hausärztlichen Bereich die größte Gruppe der berichteten Fehlerereignisse. »Im deutschen Teil dieser Studie betrug ihr Anteil 30,4 Prozent«, so die Fachleute vom Aktionsbündnis Patientensicherheit.

Wechselwirkungen

Viele Patienten schlucken Arzneien und Nahrungsergänzungsmittel, von denen der betreuende Arzt oft nichts weiß (siehe auch Kapitel »Checklisten fürs Arztgespräch«, Seite 30). Verschreibt er dann aufgrund der Symptome ein neues Präparat, kann das zu lebensgefährlichen Wechselwirkungen führen. Was das bedeutet, hat Prof. Jürgen Frölich, ehemaliger Leiter der Klinischen Pharmakologie an der Medizinischen Hochschule Hannover, auf Basis der sogenannten »Ebbesen-Studie« aus Norwegen für Deutschland berechnet. Demnach ist die Hälfte der jährlich 57 000 Todesfälle auf den internistischen Stationen in Deutschland auf unerwünschte Arzneimittelwirkungen zurückzuführen – und daher vermeidbar. In den meisten Fällen wird die wahre Todesursache, die falsche Vergabe von Arzneimitteln, nicht erkannt.

Sucht

Fast zwei Millionen Deutsche sind tablettensüchtig, was oft auf eine laxe Verschreibungspraxis vieler Ärzte zurückzuführen ist. Zwei Drittel schlucken Schlaf- und Beruhigungsmittel, der Rest nimmt starke Schmerz- und Migränemittel, Hustenstiller und Psychostimulanzien. Vor allem verschreibungspflichtige Medikamente können süchtig machen. Wer solche Arzneien länger als drei Monate schluckt, gilt als abhängig. In den USA hat man auf diesen gefährlichen Missbrauch reagiert. So will die Gesundheitsbehörde FDA die Verschreibung starker Schmerzmittel besser regulieren, da die Zahl der Verordnungen und gemeldeten Missbrauchsfälle in die Höhe geschossen ist.

Mein Tipp: Informieren Sie den Arzt darüber, welche Medikamente Sie einnehmen. Das gilt auch für Nahrungsergänzungsmittel – von der Schlankheitspille bis zum Vitamincocktail für eine schwache Immunabwehr. Schreiben Sie Namen und Dosierung der Mittel am besten auf, damit Sie es beim Termin nicht vergessen.

Weniger ist mehr

Studien zeigen außerdem, dass in Deutschland viel zu schnell operiert wird – vor allem, wenn es um Knie- und Bandscheibeneingriffe geht. Die Aussagekraft und Detailgenauigkeit der Kernspintomographie wurde durch zunehmend verbesserte Geräte optimiert. Das nicht invasive Verfahren hat der rein diagnostischen Kniespiegelung weitgehend den Rang abgelaufen. Die Operation an den Bandscheiben ist weltweit der häufigste neurochirurgische Eingriff. In Deutschland werden jährlich 70 000 Patienten an der Wirbelsäule operiert. 80 Prozent dieser Eingriffe seien medizinisch überflüssig, kritisieren immer mehr Experten. Hierzulande würde zu schnell und zu sorglos an der Bandscheibe herumgeschnibbelt. So vertreibt die Operation die Schmerzen nur kurzfristig. Das zeigt eine der weltweit größten klinischen Studien mit 1244 Bandscheibenpatienten. Demnach können Operationen bei Bandscheibenvorfällen an der Lendenwirbelsäule kurzfristig helfen, mehr aber nicht. Mittel- und langfristig seien die Ergebnisse von operierten und nicht operierten Patienten gleich. Die Statistik zeigt, dass etwa jeder zehnte Bandscheibenpatient rückfällig wird, ob mit oder ohne Operation. Ein chirurgischer Eingriff ist nur dann angezeigt, wenn eine akute Blasen-Mastdarm-Störung oder schwere Nervenausfälle vorliegen. Ansonsten führt meist eine Kombination aus medikamentöser Therapie, Physiotherapie, Akupunktur sowie viel Bewegung zur Besserung. Und meist heilt sich der Körper dann von selbst. Wie lange die Beschwerden allerdings anhalten, ist von Fall zu Fall unterschiedlich. Zwischen einer Woche und zwei Jahren ist alles möglich. Schmerzen sollten unbedingt gelindert werden, damit kein Schmerzgedächtnis entsteht. Wenn sie nämlich länger als drei Monate andauern, können die Nervenzellen diese lernen und harmlose Reize als Schmerz missdeuten.

Mein Tipp: Ärzte drängen gerne zum Diagnose-Overkill und zur Operation, um den Gerätepark kosteneffizient zu nutzen – zulasten des Geldbeutels von Versicherten und Krankenkassen. Von den Risiken ganz zu schweigen. Holen Sie lieber eine zweite Meinung ein. »Wait and see«, also abwarten und sehen, wird auch in der Schulmedizin hin und wieder praktiziert und kann eine wirkungsvolle Methode sein. Oft bessern sich die Beschwerden, und eine scheinbare unumgängliche Operation wird überflüssig. Genauso können neue Untersuchungsverfahren riskante Eingriffe überflüssig machen. So sind nach Expertenschätzungen dank moderner Computer- und Magnetresonanztomographie die Hälfte aller jährlichen Herzkatheteruntersuchungen – rund 300 000 – überflüssig. Zwar ist der Kathetereingriff heute Routine, aber er birgt Risiken wie Gefäßverletzungen und Blutungen, die bei nichtinvasiven bildgebenden Verfahren entfallen.

Gefährliche Keime

Meist fängt es harmlos an wie bei Bernd W. (Name geändert). Der Nürnberger hatte einen kleinen Eingriff vornehmen lassen. Die Medikamente bekam er über einen Tropf – ein ganz normaler Vorgang, der täglich tausendfach in Deutschland meist komplikationslos durchgeführt wird. Wenige Stunden später schwebte er in Lebensgefahr. Beim Legen der Infusionskanüle gelangten wahrscheinlich Killerkeime vom Typ Staphylococcus aureus (Staphylokokken) in seine Blutbahn und lösten eine fatale Kettenreaktion aus. Die Eindringlinge verbreiteten sich rasend schnell. Sie gelangten in lebenswichtige Organe wie Herz, Lunge, Leber, Nieren und Gehirn. Verzweifelt versuchte die Immunabwehr, mit einer enormen Zahl von Killerzellen und Botenstoffen den Feind zu beseitigen. Gleichzeitig schädigten diese aber die Gefäßwände. Flüssigkeit trat in das Gewebe aus. Die Blutmenge im Kreislauf sank, der Blutdruck sackte rapide ab. Heftige Schmerzen, hohes Fieber und Schüttelfrost waren die Folgen. Ein Multiorganversagen drohte. Auf weniger als zehn Prozent schätzten die Ärzte seine Überlebenschancen. Doch er hatte Glück und überlebte – nach tagelangem Ringen mit dem Tod. Oder bei Carl M. aus Hamburg, dem eine Spritze gegen Schulterschmerzen helfen sollte – nach 36 Stunden verstarb er auf der Intensivstation. Oder bei Vera S., die in München problemlos am Blinddarm operiert wurde. 40 Stunden später rangen die Mediziner verzweifelt um ihr Leben und retteten sie – nach tagelangem Kampf. Alle drei Patienten wurden Opfer einer gefährlichen Blutvergiftung (Sepsis). Auslöser sind eben solche Killerkeime: überwiegend Bakterien, in selteneren Fällen auch Pilze, Viren oder andere Parasiten.

Für die Experten vom »Kompetenznetzwerk Sepsis« sind solche Infektionen auf der Überholspur »leider längst nicht mehr die Ausnahme«. Rund 500 000 Patienten erleiden pro Jahr eine Infektion im Krankenhaus. 30 Prozent von ihnen schleppen die Keime gar selber in die Klinik ein – auf der Haut oder in den Schleimhäuten der oberen Atemwege. Kommt es zu Infektionen, kann dies zu unterschiedlichsten und oft unangenehmen Problemen führen: beispielsweise zu einer Entzündung der Harnwege durch unsaubere Katheter, zu einer Lungenentzündung durch mangelnde Hygiene bei den Beatmungsgeräten, zu einer Wundinfektion bei Verbandswechseln oder zu einer Magen-Darm-Infektion, die durch Noroviren verursacht wird. Die Sepsis (Blutvergiftung) allerdings ist die aggressivste und gefährlichste Form einer Infektion, hervorgerufen durch Mikroorganismen und deren Gifte. Die Sterblichkeit liegt hier seit Jahrzehnten bei 40 Prozent. 60 000 Menschen sterben pro Jahr an solchen Infektionen – fast zehnmal mehr, als in den offiziellen Sterbestatistiken ausgewiesen sind. Damit rafft die Sepsis Jahr für Jahr mehr Menschenleben hin als etwa Darm-, Lungen- oder Brustkrebs, sie ist hierzulande die dritthäufigste Todesursache. Die Zahlen sind insofern alarmierend, als das Problem weiter rasant zunimmt. So rechnen neue Studien mit jährlichen Steigerungsraten bei Sepsiserkrankungen von 8 Prozent (!). In Risikobereichen wie Intensivstationen ist durchschnittlich jeder Zehnte von einer Sepsis bedroht. Auch volkswirtschaftlich schlägt die mangelnde Hygiene zu Buche: So liegen die direkten Behandlungskosten der Sepsis nach Expertenschätzungen in Deutschland bei bis zu 2,45 Milliarden Euro.

Doch in der Öffentlichkeit wird im Zeitalter von Antibiotika die Bedrohung durch Killerkeime kaum wahrgenommen. Noch setzt man auf die Wirkung antibiotischer Abwehrwaffen, die aber aufgrund eines sorglosen, massenhaften und falschen Gebrauchs zusehends stumpfer werden, denn alleine kann das Immunsystem die Erreger am Entzündungsort oft nicht mehr stoppen. Die Übermacht der Eindringlinge ist zu groß, und allzu oft macht das Abwehrsystem von selber schlapp, vor allem bei Säuglingen und alten Menschen. Schwere Operationen, beispielsweise nach Unfällen oder Chemotherapien, erhöhen ebenfalls das Risiko.

Jede Blutvergiftung ist lebensbedrohlich. Deshalb setzen Experten ihre Hoffnung auf neue Antibiotikatypen wie Meropenem oder Moxifloxacin wie auch auf das bereits 2002 zugelassene »Aktivierte Protein C«. Doch das nutzt alles nichts, wenn die Ärzte im Vorfeld nicht ein anderes Problem schneller in den Griff bekommen: die Diagnose. Sie ist im Anfangsstadium oft schwieriger als bei einem Herzinfarkt, und junge, unerfahrene Mediziner sind damit oft überfordert. Dabei ist die Zeit bei

Auf saubere Hände achten

- Trauen Sie sich ruhig nachzufragen, ob Ärzte und Pfleger ihre Hände desinfiziert haben, bevor sie Sie behandeln, Verbände wechseln oder Kanülen legen.
- Wurde Ihr Bettnachbar versorgt, müssen Ärzte und Pfleger ihre Hände desinfizieren, bevor Sie an die Reihe kommen.
- Hygiene fängt aber auch bei Ihnen an. Nutzen Sie die Desinfektionsspender, die an Arbeitsplätzen, in Arztpraxen und Kliniken meist im Sanitärbereich hängen.
- Viele Krankenhäuser haben externe Dienstleister als Reinigungskräfte eingesetzt. Für vier Euro Stundenlohn und bei engen Zeitvorgaben kann keiner erwarten, dass die Zimmer bis in den letzten Winkel geputzt werden. Hygiene fängt auch im Patientenzimmer an. Wenn Defizite bei der Hygiene auffallen, informieren Sie die Stationsleitung, die dann für Abhilfe sorgen sollte.
- Auch bei Ihrem Haus- oder Facharzt ist Hygiene oberste Pflicht. Wie oft habe ich als Patient selber erlebt, dass der Arzt von Patient zu Patient eilt, ohne sich die Hände zu waschen. Machen Sie ihn darauf aufmerksam, Hygiene zählt zu den obersten ärztlichen Pflichten!
- Wer sich über Infektionen oder Blutvergiftung informieren will, findet beim Kompetenznetz Sepsis (SepNet) oder bei der Deutschen Sepsis-Gesellschaft fachkundige Hilfe (www.kompetenznetz-sepsis.de, www.sepsis-gesellschaft.de).

einer Sepsis der entscheidende Überlebensfaktor. Pro Stunde, die unbehandelt vergeht, steigt die Wahrscheinlichkeit, dass der Patient stirbt, um rund sieben Prozent. Ein neuartiger »Procalcitonin-Test« könnte schnell Aufschluss darüber geben, aber erst 30 Prozent der deutschen Kliniken führen ihn durch.

Und noch eine Nachlässigkeit trägt zum Hygiene-Fiasko in deutschen Kliniken bei. Wenn Ärzte bereits minimale Vorsorgemaßnahmen beherzigen und ihre Hände desinfizieren würden, ließen sich bereits bis zu 15 Prozent der Infektionen verhindern. Doch nur jeder Zweite von ihnen hält sich daran. Würden sie zudem häufiger ihre Kittel wechseln, mit denen sie von Patient zu Patient, aber auch in die Kantine hetzen, wäre eine weitere Bakterien-Dreckschleuder eliminiert. Und geht es nach einem Feldversuch der Asklepios Klinik Hamburg-Wandsbek, könnten schon bald Griffe und Schalter im Krankenhaus aus Kupfer bestehen und Hygienemaßnahmen wie die Handdesinfektion ergänzen, denn das Edelmetall zeigt eine große antibakterielle Wirkung und senkt die gefährlichen Keime um ein Drittel.

Mein Recht als Patient

Nach langer Zeit traf ich kürzlich einen alten Bekannten auf der Straße. Wir grüßten uns und gingen ein paar Meter gemeinsam weiter. Dabei viel mir auf, dass er humpelte. Ich fragte, was los sei, und er antwortete: »Ein Hüftimplantat ist schuld daran, dass meine Beine jetzt unterschiedlich lang sind.« 1,5 Zentimeter sei die Differenz, ergänzte er, und seine Stimme klang dabei ziemlich verzweifelt. Er müsse jetzt Einlagen tragen, aber durch die veränderte Statik plagten ihn zunehmend Muskelbeschwerden; außerdem seien bei der Operation Nerven verletzt worden, und er habe Taubheitsgefühle im Oberschenkel. Aber am meisten würde er unter der unterschiedlichen Beinlänge leiden. Eine solche Toleranz konnte ich mir beim besten Willen nicht vorstellen, ein paar Millimeter vielleicht, aber 1,5 Zentimeter? Selbst in der Autoindustrie gelten solche Spaltmaße etwa in der Türpfalz als nicht tolerierbar. Und was dort gilt, sollte für die Schulmedizin allemal Richtschnur sein. »Und«, fragte ich ihn, »was hast du unternommen?« »Nichts«, antwortete er. Der Chirurg hätte ihm nur lapidar mitgeteilt, das wachse sich zurecht, und auch das Taubheitsgefühl durch die Nervenschädigung würde sich geben. Ein Jahr sei das nun her, aber nichts habe sich seither gebessert, geschweige denn, dass sich überhaupt etwas getan hätte. »Hast du dich anderswo mal beraten oder die Unterlagen prüfen lassen«, fragte ich ihn. Und er schüttelte nur den Kopf. Er habe keine Lust auf die Laufereien und den vielleicht monatelangen Ärger, und außerdem müsste er ja dann, wenn es hart auf hart käme, Geld für den Anwalt in die Hand nehmen. Und das wolle er nicht investieren, um nachher sowieso kein Recht zu bekommen. Damit unterlag er einem weitverbreiteten Irrtum. Sich gleich einen Rechtsbeistand zu besorgen ist nicht unbedingt notwendig, denn die Schlichtungsstellen begutachten Vorwürfe für die Betroffenen kostenlos. Wer mit der Entscheidung der Schiedsstellen dann nicht einverstanden ist, dem steht es immer noch offen, ein gerichtliches Verfahren mit Hilfe eines Anwalts einzuleiten.

Allerdings konnte ich seine Beweggründe gut nachvollziehen, war es mir damals doch ähnlich ergangen, als der Assistenzarzt bei einer eigentlich harmlosen Lymphographie gepfuscht hatte. Ich wollte mich nicht ärgern und mit scheinbaren Nebenkriegsschauplätzen beschäftigen, weil zu dem Zeitpunkt die Krebsbekämpfung für mich wichtiger war. Zudem schien mir der Nachweis, dass gepfuscht wurde, schwierig zu führen. Aber im Falle meines Bekannten vermutete ich gute Chancen, sich gegen den Versager in Weiß mit einem Gutachten von einem unabhängigen Experten durchzusetzen. Schließlich ist die Fehlerzahl gerade bei Hüftgelenksoperationen (rund 150 000 pro Jahr) höher als in anderen Bereichen. Sie stehen ganz oben auf der Pfuscherei-Hitliste. Der oft vermittelte Eindruck, dass es sich um eine einfache oder komplikationsfreie Operation handele, ist falsch. Nur eine Zahl: Die meisten der von den Gutachterkommissionen und Schlichtungsstellen der Ärztekammern anerkannten Behandlungsfehler beziehen sich bei solchen Operationen auf Schädigungen von Nerven, die zu Gefühlsstörungen oder Lähmungen führten. Die Gesamtzahl aller Beschwerdeverfahren schätzt die Bundesärztekammer auf 40 000 (zum Vorjahr ein Plus von 5,1 Prozent). Mehr als ein Viertel davon, rund 11 000, landeten dann bei den Schiedsstellen der Ärztekammern, wobei in 1717 Fällen Behandlungsfehler eingeräumt wurden. Die übrigen Fälle werden gleich vor Gericht oder in außergerichtlichen Verfahren geregelt.

Nach solchen Operationsfehlern folgen an zweiter Stelle Beschwerden über die Untersuchungspraxis bei Ärzten, denn die Fälle von fehlender oder unzureichender körperlicher Untersuchung nehmen zu. An dritter Stelle steht dann die schlampige Diagnostik bei Röntgenuntersuchungen. Die Zahlen über steigende Beschwerden und Klagen belegen, dass Patienten heute eher bereit sind, gegen die tägliche Schlamperei am Krankenbett vorzugehen. Das dient am Ende einer besseren und zuverlässigeren Behandlung durch die Ärzte. So trägt ein mündiger Patient seinen Teil dazu bei, dass er die optimale Behandlung erhält.

Erste Erfolge sind schon sichtbar. Um die Fehlerquoten zu senken, reagieren Kliniken und Ärzteschaft und setzen die Checkliste der WHO um (siehe Seite 71), oder Chirurgen können anonym Fehler melden, damit andere vor dem Missgeschick bewahrt werden. Über das sogenannte Cirs (Critical Incident Reporting System) erhält die Deutsche Gesellschaft für Chirurgie die Fehlerberichte und berät dann die Fachkollegen über mögliche Verbesserungen.

Die Schuldfrage

Es ist oft schwer, zu beweisen, dass ein Schaden tatsächlich durch den ärztlichen Fehler entstanden ist. Bei vielen Operationen wird der Patient vorher über die Risiken aufgeklärt, zum Beispiel, dass es bei einer Bauchoperation zu Darmverletzungen kommen kann. Macht der Arzt während der Operation nun einen Fehler, beweist das noch lange nicht, dass dieser ursächlich für die Darmverletzung ist. In gerichtlichen Auseinandersetzungen verliert dann meist die Partei, die den Zusammenhang zwischen Fehler und Schaden nachweisen muss. Wer das ist, hängt von der Schwere des Fehlers ab. Bei kleineren Fehlern muss der Patient nachweisen, dass ihm durch den Fehler ein Schaden entstanden ist; bei groben Behandlungsfehlern kehrt sich die Beweislast um. Dann muss sich der Arzt entlasten und seine Unschuld beweisen: Das gilt bei groben Behandlungsfehlern – also wenn Fachkollegen das Vorgehen nicht nachvollziehen können. Das gilt aber auch bei Organisationsfehlern im Krankenhaus oder in der Arztpraxis oder wenn das Risiko einer Behandlung eigentlich voll beherrschbar war.

Auf welchem schmalen Grad man sich dabei bewegt, zeigen folgende Beispiele: Wird bei einer Brustkrebsoperation vom Chirurgen mit dem Tumor zugleich ein zu schmaler Saum zum gesunden Gewebe entfernt, kann dieser Fehler das Risiko für einen Tumor an gleicher Stelle drastisch erhöhen. Doch das nachzuweisen dürfte schwierig werden, und oft haben die Patienten nicht das Zeitfenster, um solche oft langwierigen Streitigkeiten durchzustehen – von der zusätzlichen psychischen Belastung ganz abgesehen. Darauf spekulieren natürlich die Versicherungen der Ärzte.

Viel klarer sind dann solche Fälle, in denen Ärzte im Bauchraum Klemmen oder Ähnliches vergessen haben; auch bei Hüftgelenken lassen sich Fehler eindeutiger zuordnen. Im Bereich der Krankenhaushaftung geht heute etwa jeder dritte Fall zugunsten der Patienten aus, bei Klagen gegen niedergelassene Ärzte bekommt fast jeder Zweite recht.

Mein Tipp: Schieben Sie die Beschwerde gegen Ärztepfusch nicht zu lange auf, denn ein Kunstfehler verjährt nach drei Jahren. In diesem Zusammenhang ist auch wichtig, dass Ihnen alle Daten der Krankenakte (Diagnose, Therapie, Verlaufsbeobachtung etc.) in Kopie vorliegen. Sie haben ein Recht darauf!

Wo Sie Hilfe finden

Wenden Sie sich zuerst an Ihre Krankenkasse, hier kann man Ihnen im konkreten Fall oft weiterhelfen. Allein bei der AOK gehen jedes Jahr bis zu 10 000 Beschwerden über Ärztepfusch ein. Die Krankenkassen prüfen solche Fälle in der Regel kostenlos, zumal sie ein hohes Eigeninteresse an der Aufklärung haben. Schließlich können sie im Erfolgsfall Behandlungskosten von der Haftpflichtversicherung des Arztes später zurückfordern. Die AOK hat zum Beispiel ein Behandlungsfehler-Management eingerichtet, das Patienten bei der Gutachtenerstellung unterstützt.

- Sie können sich auch direkt an die Schlichtungsstellen der Ärztekammern wenden, die versuchen, Streitigkeiten möglichst außergerichtlich zu regeln. Das Verfahren ist kostenlos und wird meist zügiger abgewickelt als ein Prozess – wichtig für Patienten ohne Rechtschutzversicherung. Nach Angaben der Bundesärztekammer werden die Entscheidungen der Schlichtungsstellen in 90 Prozent aller Fälle akzeptiert.
- Wenn Sie sich einen Anwalt nehmen, sollte es auf jeden Fall einer sein, der auf Medizinrecht spezialisiert ist und mit Ärzten zusammenarbeitet (Fachanwalt für Medizinrecht). Landen Sie bei einem solchen Spezialisten, kann es sein, dass er noch mehr Betroffene ausfindig macht. Das eröffnet die Möglichkeit von Sammelklagen, die

den Druck auf die gegnerische Partei erhöhen. Im Übrigen wird die überwiegende Zahl der anwaltlich betreuten Verfahren außergerichtlich geregelt. Wer aber vor Gericht zieht, muss mit rund einem Jahr Verfahrenszeit rechnen. Patienten mit geringem Einkommen können sogenannte Beratungshilfe beim Amtsgericht beantragen.

- Eine wichtige Anlaufstelle sind auch die Verbraucherzentralen in den jeweiligen Bundesländern (Verbraucherzentrale Bundesverband e. V., Markgrafenstr. 66, 10969 Berlin, Tel. 030/25800-0, www.vzbv.de).
- Patientenombudsleute sind unabhängige Gesprächspartner bei möglichen Konflikten, insbesondere zwischen Patient und Arzt, aber auch bei Problemen mit Krankenhäusern, Krankenkassen und Apotheken. Sie unterliegen keinerlei Weisungen oder Einflussnahmen durch Dritte (www.patientenombudsmann.de).

Weitere nützliche Schutzverbände:

- Patientenschutz e. V., Postfach 650364, 13303 Berlin,
  Tel. 01805/262828, www.patientenschutz.de
- Deutscher Patienten Schutzbund e. V. (DPSB), Schloßstraße 37,
  41541 Dormagen, Tel. 02133/46753, www.dpsb.de
- Verbraucher-Zentrale Hamburg, Patientenberatung,
  Kirchenallee 22, 20099 Hamburg, Tel. 040/24832-230

Gutachterkommissionen und Schlichtungsstellen finden sich auf der Internetseite der Bundesärztekammer unter www.bundesaerztekammer.de/downloads/Gutachterkomm-Broschuere-2009-web.pdf.

Richtig vorsorgen

Kaum eine andere Diagnose stürzt Menschen von einer Sekunde auf die andere in eine so tiefe Unsicherheit und vermittelt das Gefühl völliger Ohnmacht wie Krebs. Bei rund 424 000 Neuerkrankungen pro Jahr kommt es entscheidend darauf an, wann ein Tumor entdeckt wird. 50 Prozent dieser Krebsfälle können geheilt werden, und es könnten noch mehr sein – wenn die Tumoren noch früher entdeckt würden. Denn rechtzeitig diagnostiziert, steigen die Heilungschancen bei vielen Krebserkrankungen enorm. So nahm zwar die Zahl der Krebs-Neuerkrankungen zu, aber gleichzeitig wird auch ein Rückgang der Sterbefälle beobachtet. Experten vermuten, dass durch die immer feineren Früherkennungsmethoden die Therapien effektiver und erfolgreicher wirken, als das bisher der Fall war. Bei den Betroffenen jedenfalls scheint die Botschaft angekommen zu sein. Immer mehr Deutsche lassen sich deshalb jedes Jahr den Darm spiegeln, die Brust röntgen, die Haut untersuchen, die Prostata abtasten oder das Herz-Kreislauf-System checken. Sie wollen das sichere Gefühl haben, alles nur Mögliche getan zu haben, um gesund zu bleiben. Das bekommen die Krankenkassen bereits auf ihre Weise zu spüren. Gaben die gesetzlichen Kassen 2005 noch 891 Millionen Euro für Früherkennungsmaßnahmen aus, waren es 2008 schon 1,21 Milliarden Euro. Allerdings sind der Nutzen und vor allem die Qualität mancher dieser Untersuchungen äußerst umstritten.

Grenzen der Mammographie

Bisher haben rund 2,7 Millionen Frauen zwischen 50 und 69 Jahren eine Einladung zum kostenlosen Mammographie-Screening erhalten, und mehr als die Hälfte hat daran teilgenommen; nicht nur in den Städten, sondern auch auf dem Land. Während in den Metropolen zertifizierte Zentren die Früherkennung übernehmen, besuchen derzeit 54 »Mammobile«, mit einem Röntgengerät ausgestattete Busse, die Klientel auf dem Land. Ziel ist es, die Sterblichkeitsrate – auch durch verbesserte Chemo- und Hormontherapie – um bis zu 35 Prozent zu senken. Radiologen, Gynäkologen und Pathologen werden dabei besonders geschult, um Brustkrebsbefunde besser und sicherer diagnostizieren zu können. So prüfen in den Zentren zwei Mediziner unabhängig voneinander, ob auf den Mammographiebildern kleine, nicht tastbare Tumoren zu sehen sind. Geringe Gerätekosten und die relativ einfache Technik, die sich vom medizinischen Hilfspersonal bedienen lässt, macht die Mammographie zusätzlich attraktiv.

Effiziente Vorsorge

Diese Vorsorgeuntersuchung als flächendeckendes Screening-Verfahren einzusetzen ist allerdings unter Experten umstritten, obwohl der erste Evaluationsbericht zum bundesweiten Mammographie-Screening die positive Wirkung des Programms belegt. Doch Vorsicht ist bei so viel PR-wirksamer Euphorie geboten, gerade was die Aussagefähigkeit der Befundung anbelangt. Denn nicht umsonst wird bemängelt, dass die Mammographie gerade bei jungen Frauen mit dichtem Brustgewebe häufig versagt. Die Treffsicherheit ist mit 30 bis 50 Prozent bei den unter 50-Jährigen schlecht. Zum Vergleich: Beim Ultraschall (Sonographie) liegt sie in dieser Altersgruppe bei 90 Prozent. Übrigens befindet sich der Mortalitätshöhepunkt bei Brustkrebs nicht bei den über 60-Jährigen, wie oft vermutet wird, sondern bei den 45-Jährigen. »Deshalb ist die Mammographie gerade für jüngere Frauen mit sehr bindegewebsreicher Brust (Mastopathie) nicht geeignet«, sagt Prof. Bernhard-Joachim Hackelöer, Chefarzt Geburtshilfe und Pränatalmedizin an der Asklepios Klinik Barmbek in Hamburg. Nur bei einer großen, fettreichen Brust und bei der Diagnostik des duktalen Carcinoma in situ (DCIS; Krebszellen sind auf die Milchgänge begrenzt) mit kleinsten Kalkablagerungen biete die Mammographie Vorteile etwa gegenüber der Sonographie. Eine Nachbesserung sei deshalb dringend erforderlich, so Hackelöer. Der Hamburger Spezialist für Mammadiagnostik sieht in der Kombination von Ultraschall und Mammographie eine viel

bessere – und vor allem sicherere – Lösung. 20 Prozent mehr Brustkrebsfälle könnten dadurch diagnostiziert werden, so Hackelöer, im Vergleich zur Anwendung mit nur einer Methode. Selbst eine Tumorentdeckungsrate von über 95 Prozent gilt als möglich.
Für eine solchermaßen effiziente Vorsorge sei aber Maximaldiagnostik oft gar nicht nötig, sagen Experten. Allein Alter, Brustdichte und genetische Disposition sollten danach bestimmen, ob nur eine oder beide Methoden in Kombination zum Einsatz kommen. Vor allem bei jungen Frauen aus genetisch belasteten und strahlensensiblen Hochrisikogruppen ist die Mammographie nicht das Mittel der Wahl, denn es verdichten sich die Hinweise, dass Frauen mit genetischen Risiken für Brustkrebs auch ein erhöhtes Strahlenrisiko tragen. Die Strahlenbelastung der Mammographie ist zudem erheblich höher, als bisher angenommen. Pro 10000 mammographierter Frauen wird, so das Ergebnis einer Studie, mit einem Todesfall durch Röntgenstrahlen gerechnet. Das zusätzliche Risiko, durch regelmäßige Mammographien an Brustkrebs zu erkranken, liegt nach anderen Berechnungen bei rund 4,5 Fällen pro untersuchten 10000 Frauen. Ein potenzielles Risiko. »Was«, fragt Hackelöer, »soll ich jungen Frauen raten, bei denen Brustkrebs massiv in der Familie vorkommt?« Diese Frauen jedes Jahr zur Mammographie zu schicken kann nicht die Lösung sein, zumal mit dem Ultraschall eine softere und insbesondere für junge Frauen auch besonders geeignete Methode zur Verfügung steht. Ohne Strahlenbelastung und damit häufiger einsetzbar. Für solche Risikogruppen empfiehlt der Experte jährlich einen Ultraschall, alle fünf Jahre eine Mammographie. So ließen sich belastende Mammographien reduzieren.

Unsichere Untersuchungsergebnisse

Neben diesen Risiken ist aber auch die Aussagekraft mancher Mammographie zumindest zweifelhaft; so kommt es aufgrund diagnostischer Schwächen häufiger zu »falsch-negativ« Befunden, d. h., die Brust wird als krebsfrei beurteilt, obwohl ein Tumor vorliegt, oder auch zu sogenannten »falsch-positiv« Befunden, d. h., hier wird Krebs festgestellt, obwohl keiner vorliegt. Wer eine Krebsdiagnose selbst durchlebt hat, weiß, was das für die Psyche bedeutet. Doch der Schock und der Sturz ins Bodenlose sind das wenigste. Werden ungefährliche Tumoren fälschlicherweise als gefährlich beurteilt, kann das völlig nutzlose, extrem belastende Therapien nach sich ziehen – das ganze schuldmedizinische Programm. Von den dadurch verursachten Spätschäden ganz zu schweigen.

Starkes Echo

In den vergangenen Jahren habe ich in der Krebsnachsorge am eigenen Leibe die rasante technologische Entwicklung der Sonographie verfolgen können. Der Ultraschall ist heute in manchen Teilen der Computertomographie und auch der Mammographie überlegen. In der Krebsvor- und -nachsorge wird die Methode eine zunehmend wichtigere Rolle spielen, zumal sie nach dem heutigen Erkenntnisstand den Körper in keiner Weise mit Strahlung oder anderen Dingen belastet. Selbst kleinste Tumorabsiedelungen sowie deren Art, Blutgefäße zu bilden, lassen sich in Organen und Geweben nachweisen. Der Arzt kann die Bilder dreidimensional auf den Bildschirm laden, nach Belieben vergrößern, drehen und von allen Seiten anschauen.
Wichtig: Die Qualität der Untersuchung hängt extrem von der Qualität der eingesetzten Geräte ab. Sie sollten nicht älter als fünf Jahre sein, da die technologischen Entwicklungssprünge in diesem Bereich immer rasanter verlaufen. Dazu muss auch die Qualität des Untersuchers garantiert sein, d. h., er sollte schon viele Hundert Befunde »gelesen« haben. Erfahrung ist hier alles! Gerade in der Brustkrebsdiagnostik sollten Sie auf höchste Qualität achten, was die Technik und auch das Personal betrifft. In Deutschland gibt es nur wenige Ärzte, die solche Standards bieten (Infos mit Ärzteliste unter www.degum.de). Die Kosten liegen für eine Ultraschalluntersuchung der Brust bei ca. 150 Euro. Die Kassen zahlen nur in Ausnahmefällen, etwa bei unklaren Mammographiebefunden.

Wenn eine Frau im Mammographie-Screening positiv auf Krebs getestet wird, liegt die Wahrscheinlichkeit, dass ein Tumor vorliegt, bei zehn Prozent. Mit anderen Worten: Nur eine von zehn Frauen mit angeblich positivem Befund hat Brustkrebs. Der Rest sind Fehlbefundungen. Schätzungen gehen davon aus, dass jährlich rund 100 000 Eingriffe aufgrund einer »falsch-positiv« Diagnose durchgeführt würden – 100 000-mal purer Horror, 100 000-mal Todesängste, Panik, Biopsien, Schmerzen. Auch wenn diese Zahlen von Mammographie-Kritikern zu hoch gegriffen sein sollten, so zeigen sie doch das grundsätzliche Problem dieser Vorsorgeuntersuchung. Und auch folgende Zahl bestätigt dies: Von 1000 Frauen, die zehn Jahre regelmäßig zur Mammographie gehen, erspart das Screening nur einer den Tod durch Brustkrebs. Das sind 0,1 Prozent.

Lebenswichtig: Darmspiegelung (Koloskopie)

Die weitgehend schmerzlose Untersuchung ist das Mittel der Wahl, um Darmkrebs rechtzeitig zu erkennen. Immer wieder weisen Kritiker auf Risiken hin, dass der Darm mit dem Endoskop verletzt werden könnte, die Beruhigungsmittel den Kreislauf der Patienten belasten oder die Geräte nicht hygienisch einwandfrei gewartet werden. Alle Einwände und Risiken verblassen vor der Chance, die diese Vorsorge bietet. Wird der langsam wachsende Darmtumor früh genug entdeckt, ist er zu weit über 90 Prozent (!) heilbar. Doch noch erkranken jedes Jahr rund 71 000 Menschen am Darmkrebs und 29 000 sterben daran. Viel zu viele. Wer einmal das Martyrium und das Sterben eines Darmkrebspatienten miterlebt hat, der wird alles daransetzen, um selbst in den Genuss dieser Vorsorge zu kommen. Natürlich werden auch hier Fehldiagnosen gestellt. Dieses Risiko lässt sich nur minimieren, indem man Spezialzentren und dem medizinischen Fachpersonal vertraut, das diese Diagnostik pro Jahr mindestens mehrere Hundert Mal durchführt und über das neueste endoskopische Equipment verfügt. Seit 2002 übernehmen die Krankenkassen die

Kosten einer Darmspiegelung. Nach Berechnungen von Wissenschaftlern des Deutschen Krebsforschungszentrums (DKFZ) in Heidelberg wird dieses Angebot bis zum Jahr 2010 rund 15 000 Menschenleben retten.

Alle zehn Jahre sollte eine Koloskopie wiederholt werden, bei genetisch besonders vorbelasteten Menschen kann der Zeitraum auch auf alle fünf Jahre verkürzt werden, um die Krebsangst aus dem Kopf zu bekommen. Rund 30 Prozent aller Darmkrebsfälle haben einen erblichen Hintergrund, hier waren Verwandte ersten Grades bereits von Darmkrebs betroffen. Bei erblich vorbelasteten Menschen empfiehlt sich eine solche Untersuchung schon ab dem 25. Lebensjahr. Für alle anderen gibt es eine kostenlose Darmspiegelung ab dem 55. Lebensjahr und dann erneut nach zehn Jahren.

Das Schutzprogramm für SIE und IHN

Für die Frau:

- ab 20 Jahren: Vorsorge Gebärmutterhalskrebs. Jährliche Untersuchung des Muttermundes mit Abtastung und Abstrich. Kassenleistung. Impfung möglich – für Mädchen von 12 bis 17 Jahren (wird von einigen Experten aber zunehmend kritisch gesehen). Kassenleistung.
- ab 30 Jahren: Vorsorge Brustkrebs. Einmal jährlich eine Brust- inklusive Hautuntersuchung beim Gynäkologen. Anleitung zur Selbstabtastung der Brust. Frauen zwischen 50 und 69 Jahren können alle zwei Jahre das Mammographie-Screening nutzen. Kassenleistung.

Für den Mann:

- ab 14 Jahren: Vorsorge Hodenkrebs. Jugendliche und Männer sollten ihre Hoden regelmäßig selbst abtasten und auf Veränderungen untersuchen. Kasse zahlt Kontrolluntersuchungen bei Verdacht.

- ab 45 Jahren: Vorsorge Prostatakrebs. Einmal jährlich Untersuchung beim Urologen. Zur Untersuchung gehört auch eine Kontrolle der Haut und äußeren Genitalien. Kassenleistung, der PSA-Test kostet aber rund 30 Euro.

Für Mann und Frau:

- ab 35 Jahren alle zwei Jahre Gesundheitscheck inklusive Anamnese, Ganzkörperuntersuchung sowie Blut- und Urintests. Kassenleistung.
- ab 35 Jahren alle zwei Jahre großer Hautkrebs-Check. Besonders wichtig für Menschen, die mehr als 100 Muttermale oder auffällige Leberflecken aufweisen oder die mit Hautkrebs erblich vorbelastet sind. Kassenleistung.
- ab 40 Jahren Test der Schilddrüsenfunktion. Eine Fehlfunktion greift stark in den Hormonhaushalt und damit in das Befinden der Betroffenen ein. Abtasten, Ultraschall, Blutuntersuchung (TSH). Kassenleistung nur bei Verdacht!
- ab 40 Jahren Untersuchung auf Glaukom (grüner Star). Eine schleichende Erkrankung, die zu einer Schädigung des Sehnervs führt (durch erhöhten Augendruck) und zur Erblindung führen kann. Eine rechtzeitige Behandlung bietet Schutz. Kassenleistung nur bei Verdacht (gilt auch für die Augeninnendruckmessung).
- ab 50 Jahren Darmkrebsvorsorge. Einmal jährlich ein Test auf verborgenes Blut im Stuhl (Hämocculttest). Ab 55 Jahren dann Anspruch auf zwei Darmspiegelungen im Abstand von zehn Jahren. Bei Darmkrebsfällen in der Familie (Großeltern, Eltern) zehn Jahre vor dem Erkrankungsalter des Familienmitgliedes. Kassenleistung.
- Karies- und Paradontitisprophylaxe: zweimal jährlich Check-up beim Zahnarzt. Kassenleistung (Besonderheit: Zahnsteinentfernung wird nur einmal jährlich bezahlt).

Wenn die Prostata Probleme macht

Auch bei dieser Vorsorge gibt es Schwierigkeiten. Das oft nicht effektive und als unangenehm empfundene Abtasten der Vorsteherdrüse durch den Urologen steht dabei nicht im Mittelpunkt der Kritik, sondern vielmehr ein bestimmter Tumormarker. Der sogenannte PSA-Nachweis, die Bestimmung des prostataspezifischen Antigens (PSA), ist hinsichtlich seiner Bedeutung für die Frühdiagnose des Prostatakarzinoms äußerst umstritten. Dabei handelt es sich um einen Eiweißstoff (Protein), der in der Vorsteherdrüse (Prostata) gebildet wird. Liegt Prostatakrebs vor, ist der PSA-Spiegel im Blut signifikant erhöht. Bei einem Wert von über vier Nanogramm pro Milliliter Blut empfehlen Urologen deshalb dringend weitere Untersuchungen wie eine erneute PSA-Kontrolle, daneben den Tastbefund, bildgebende Verfahren wie Ultraschall oder PET/CT und notfalls eine Biopsie. Wird nach diesem Vorsorgemuster verfahren, hat der Patient 100-prozentige Sicherheit. Doch ein PSA-Wert auch unterhalb dieser Grenze muss keine Entwarnung bedeuten, genauso wie ein erhöhter Wert nicht unbedingt durch Prostatakrebs verursacht sein muss.

Der Nutzen des Tests wurde bisher in großen Studien nicht eindeutig belegt. 50 Prozent der Tumoren, die man mit dem PSA-Test findet, stellen sich später als ungefährlich heraus. »Es gibt bisher keine strengen wissenschaftlichen Beweise dafür, dass der PSA-Test lebensverlängernd wirkt«, heißt es auch beim Deutschen Cochrane Zentrum (DCZ) in Freiburg. Das Institut bewertet die Qualität von Therapien auf Basis weltweit bestehender Studiendaten. Ebenfalls kritisch sieht das National Cancer Institute (NCA) der USA diesen Tumormarker, auch weil man »bis heute nicht wisse, ob der Test überhaupt Leben rette«. Vielmehr verleiht er eine trügerische Sicherheit und kann am Ende Leben kosten, wie eine US-amerikanische Studie der Universität von Texas an 3000 Männern im Alter von 62 bis 91 Jahren ergab. Deren PSA-Wert lag beständig im Normbereich. Gewebeproben der Patienten ergaben aber bei 15 Prozent der Männer entartete Prostatazellen. Da mit einer Prostataoperation viele unangenehme Nebenwirkungen verbunden sind, sollte man auf eine zweifelsfreie Diagnostik unbedingten Wert legen, zumal der in der Regel nicht schnell wachsende Tumor einem auch die Zeit dafür lässt.

Wie der Lebensstil Therapien unterstützt

Egal, ob man Diabetes, Rheuma oder Krebs hat, nach einer solchen Erkrankung steht schnell die Frage im Raum, was man noch alles zusätzlich tun sollte, damit die Behandlung erfolgreich verläuft. Gesunde Ernährung, mehr Bewegung und Stressabbau sind dabei die wichtigsten Säulen. Allerdings muss gesagt werden, dass dies für meine eigene Krankengeschichte anfangs keine Rolle spielte. Hatte ich doch viel Sport getrieben, kannte kein Übergewicht, und auch Fastfood, Alkohol oder Fleisch spielten im meinem Ernährungskonzept schon damals keine Rolle. Kurzum: Ich lebte gesund und wurde dennoch krank. Trotzdem waren und sind Sport, Bewegung und Stressabbau bis heute in meinem Leben verankert. Sie halfen mir über manches tiefe Tal hinweg, das ich im Laufe der Jahre durchschreiten musste. Der Sport gab mir wieder Selbstbewusstsein, wenn mich neudiagnostizierte Metastasen von einem Stimmungstief ins andere rissen. Die Ernährung gab mir positive Energie und Kraft, um solche Phasen körperlich zu überstehen, und der Stressabbau mittels Yoga half mir, den Kopf von ständig kreisenden Gedanken zu befreien und loszulassen. Alle drei Faktoren trugen ihren Teil dazu bei, dass Therapien – gleich welcher Art – optimal unterstützt oder ergänzt wurden. In den alternativen Behandlungskonzepten spielen sie schon lange eine zentrale und wichtige Rolle, während die Schulmedizin in den vergangenen Jahren erst langsam ihre Bedeutung erkannt hat.

Meine Erfahrung über all die Jahre und meine Beobachtungen bei vielen Freunden und Bekannten haben mir gezeigt: Wer es schafft, aus diesen Bereichen einzelne Elemente in seinen Alltag zu integrieren, wird sich wundern, was alles möglich ist. Mich überrascht allerdings immer wieder, wie schwer sich viele Menschen anfangs damit tun, ihren Lebensstil zu ändern, obgleich sie ganz tief in ihrem Innern spüren und wissen, was ihnen guttut.

Dazu eine kleine Geschichte: Neulich traf ich einen alten Studienfreund wieder. Wir gingen in ein Café und redeten über alte Zeiten. Irgendwie kam er mir verändert vor. Früher war er ein lebenslustiger Kerl, heute wirkte er eher depressiv, verschlossen und wenig vital. Zudem hatte er merklich an Gewicht zugelegt. Ich fragte ihn, was los sei, er sagte, dass er Diabetes habe und nun regelmäßig Insulin spritzen müsse. »Dafür haust du aber bei Kuchen und Sahne richtig rein«, kommentierte ich seinen beachtlichen Konsum an Süßem im Laufe dieses Nachmittags. Das brauche er eben, antwortete er lapidar, und das wolle er auch nicht ändern. Ein wenig Genuss wolle er sich eben gönnen, sonst habe er ja nichts mehr vom Leben. Ganz schön traurig, dachte ich mir, wenn ein schillerndes, buntes Leben am Ende nur auf scheinbaren Genuss reduziert wird. Ich sagte ihm, dass das Insulinspritzen in seinem Falle wohl völlig überflüssig sei, wenn er seinen Lebensstil ändern würde. »Nur an ein paar wenigen Punkten musst du Dinge verändern und du wirst dich wie neugeboren fühlen.« Er schüttelte nur den Kopf. Ich verstand und insistierte auch nicht weiter. Seine Entscheidung hatte ich zu respektieren. Nach meiner eigenen Krebserkrankung hatte ich zu oft den Fehler gemacht, Menschen überzeugen zu wollen, was für sie gut oder schlecht ist. Heute weiß ich, dass jeder seine Zeit braucht, um die Dinge zu verarbeiten. Der Schock der Krankheit sitzt bei manchem noch zu tief, als dass er sich gleich auf den Weg macht, um den Heilungsprozess aktiv mitzugestalten und mitzubestimmen. Neue Autonomie und Selbständigkeit muss mancher erst mühsam wieder lernen. Mut, Kraft und Ausdauer sind dazu nötig, um den eingefahrenen, antrainierten und scheinbar bewährten Lebensstil zu verändern. Mühsam ist es allemal. Doch wenn Sie die ersten Erfolge erleben, werden Sie kaum mehr davon lassen können. Zum Beispiel Sport zu treiben, wenn man eigentlich keine Lust dazu hat, es draußen regnet und man es sich in den eigenen vier Wänden lieber so richtig gemütlich machen will. Wer jedoch hinterher dieses durch und durch wohlige Gefühl erlebt, die neue Spannkraft und die Energie, die den Körper durchfluten, der spürt im wahrsten Sinne hautnah, was seinem Körper guttut, und kann nicht davon lassen. Oder wer erlebt, wie viel Lebensenergie vollwertiges Essen im Gegensatz zu Fastfood besitzt, wird nicht mehr darauf verzichten wollen.

Übrigens das Schönste zum Schluss: Bei meinem Freund stieß ich nicht auf taube Ohren. Er hat inzwischen 15 Kilo abgespeckt, joggt regelmäßig und ernährt sich äußerst bewusst und gesund. Und sein Insulin muss er jetzt auch nicht mehr spritzen. Neulich schrieb er mir eine Mail und beklagte sich bitterlich, dass seine Ärzte ihn mehr aufs Insulinspritzen trimmten denn darauf, seine Lebensgewohnheiten zu ändern. »Die halten uns unmündig«, schrieb er, »das ist gut für deren Geschäft, aber schlecht für uns Patienten.«

Ernährung als Krank- und Gesundmacher

30 Tonnen Nahrung und 50 000 Liter Flüssigkeit konsumiert der Durchschnittsdeutsche in seinem Leben. Klar, dass so mancher dabei viel Falsches in den Hals bekommt. Rund 35 Prozent aller Krebserkrankungen sind nach einer älteren US-amerikanischen Studie nur auf falsche Ernährungsgewohnheiten zurückzuführen. Neben der Nahrungsqualität spielt allerdings auch die Gesamtenergiezufuhr als Krebsauslöser eine immer gewichtigere Rolle. Wer zu dick ist, trägt ein höheres Krebsrisiko für Tumoren der Brust, Gebärmutter, Prostata, Niere, Bauchspeicheldrüse und des Darms (www.dkfz.de). Bauchfett heizt die Produktion des Geschlechtshormons Östrogen an und erhöht zusätzlich die Gefahr von Brust- und Prostatakrebs. Besonders erschreckend: Wissenschaftler kamen in einer von der EU geförderten Studie zu dem Schluss, dass jährlich rund 71 800 Krebs-Neuerkrankungen in Europa durch Fettleibigkeit und Übergewicht verursacht sind. Und dass die Diabetes-Neuerkrankungen explosionsartig zunehmen, ist fast ausschließlich auf falsches und zu reichliches Essen sowie Bewegungsarmut zurückzuführen. Unter solchen Lasten leiden am Ende weltweit auch die Volkswirtschaften. Sie ächzen unter einer gigantischen Kostenlawine, die durch die Fettleibigkeit ungebremst auf sie zurollt. Von welchen Dimensionen die Experten dabei ausgehen, belegt eine neue US-amerikanische Studie: 147 Milliarden Dollar pro Jahr muss dort für die Bekämpfung von Übergewicht ausgegeben werden.

Dabei kann Nahrung vorbeugen und heilen. Wer getreu dem Motto »Geiz ist geil« gerade an der Qualität des Essens einspart, tut sich keinen Gefallen. Gesunde Nahrung besitzt eine Wertigkeit – in jeder Beziehung. Ein hoher Konsum an Früchten und Gemüse beispielsweise sorgt nachweislich für ein geringeres Risiko, an Magen-, Lungen-, Dickdarm- und Mastdarmkrebs zu erkranken. Allerdings heben Wissenschaftler gleich warnend den Finger, denn bei Brust- oder Prostatakrebs soll Ernährung keinen direkten Einfluss auf die Krebsentstehung haben. Die Empfehlung, fünfmal am Tag Obst und Gemüse zu essen, gelte daher nicht mehr apodiktisch, sagen sie. Es zeigt, wie umstritten die Thematik ist.
Nach meinen langjährigen Erfahrungen bin ich mehr denn je davon überzeugt, dass Obst, Salat, Gemüse, Kräuter und Gewürze vor Krebs, Diabetes oder Rheuma schützen oder gar zur Heilung beitragen können. Die Ergebnisse aktueller Studien zeigen im Gegensatz zu obiger Warnung einen ganz anderen Trend:

- Der regelmäßige Verzehr des im Curry enthaltenen Kurkuma soll vor Darm- und Prostatakrebs schützen, Wirkstoffe in Knoblauch und Zwiebeln sollen das Risiko für Brust- und Nierentumoren minimieren, während Phytoöstrogene und Flavonoide in Soja, Leinsamen oder Nüssen Darmkrebs verhindern helfen – wie auch nach einer japanischen Studie das Kasein aus Milchprodukten.
- Flavonoide und Ballaststoffe im Apfel sollen Krebszellen im Darm hemmen können.
- Die Ellagsäure in Himbeeren oder Walnüssen soll Krebszellen einfach die Versorgungswege (Angiogenese) im Blut abschneiden.
- Glukosinate aus Kohlgemüse sollen das Brustkrebsrisiko senken können.
- Die Inhaltsstoffe des grünen Tees (u. a. das Epigallocatechin, EGCG) sollen ebenfalls die Angiogenese blockieren.
- Der regelmäßige Verzehr von Tomaten oder Tomatensoße (zehn Esslöffel die Woche) soll wiederum das Prostatakrebsrisiko um 40 Prozent reduzieren, das Brustkrebsrisiko angeblich sogar um 50 Prozent. Verantwortlich dafür ist der Wirkstoff Lycopen, ein Antioxidans, das krebserregende freie Radikale im Blut vernichtet.

Die vorbeugende, schützende Wirkung gesunder Kost scheint demnach unbestritten. Doch trotz dieser Datenlage sagen viele Wissenschaftler, dass es keine spezielle Krebskost gibt. Oder besser sagten sie.

Schutz vor Brustkrebs

Wie eine fettreduzierte Kost wirken kann, hat Rowan Chlebowski vom Los Angeles Biomedical Research Institute an der Harbor-Universität von Kalifornien eindrucksvoll belegt. Auf Basis eine Patientengruppe von 2400 Frauen präsentierte er vor zwei Jahren eine Studie, die leider viel zu wenig Beachtung fand, nach der Diäten mit geringem Fettanteil ein Wiederaufflammen von Brustkrebs verhindern können. Allerdings wirkt die Diät nur bei den 25 Prozent der Patientinnen, deren Tumor nicht durch das Hormon Östrogen zum Wachsen angeregt wird. In dieser Gruppe aber, so der US-amerikanische Forscher, reduzierte sich das Rückfallrisiko um 42 Prozent!
Eine aktuelle Studie des amerikanischen National Cancer Institute (NCI) bestätigt in weiten Teilen die Ergebnisse von Chlebowski. Ernährungsexperten sehen sich aber jetzt schon in ihrem Ansatz bestärkt – den sie übrigens seit Jahren vehement vertreten –, dass es einen direkten Zusammenhang zwischen Ernährung, Körpergewicht und Krebsentstehung gibt. Für viele andere Tumorarten, aber auch für Diabetes und Rheuma und für darauf abgestellte Ernährungsformen lässt das hoffen.

Besonders gut sind die sogenannten sekundären Pflanzenstoffe, die Früchten und Gemüse ihre typische Farbe und das außergewöhnliche Aroma geben. Viele dieser Stoffe wirken stark entzündungshemmend – wichtig, um unsere Arterien zu schützen und um die gefährliche Plaquebildung (Arteriosklerose) in den Gefäßen zu verhindern. Sie schützen zudem vor Zellschäden durch freie Radikale und beugen dadurch Krebs vor. Dazu gehören auch die Phytoöstrogene (u.a. in Soja-

bohnen, Getreide, Erbsen, Linsen), also jene pflanzlichen Hormone, die in Aufbau und Wirkung dem weiblichen Sexualhormon Östrogen ähneln und möglichen Schutz vor Wechseljahresbeschwerden, Osteoporose und Prostataerkrankungen bieten. Phytosterine (u. a. in Avocados, Nüssen und kaltgepressten, nicht raffinierten Pflanzenölen) wiederum sind pflanzliche Fette, die im Aufbau dem tierischen Cholesterin ähneln, aber dessen Aufnahme hemmen – gut bei Herz-Kreislauf-Erkrankungen sowie erhöhtem Cholesterinspiegel im Blut.
Nicht zu vergessen die Omega-3-Fettsäuren, die in Meeresfischen, Nüssen, Samen und in Oliven-, Raps- oder Leinsaatöl vorkommen. Eine Allzweckwaffe gegen erhöhtes Cholesterin und gut fürs Gehirn! Neuen Studien zufolge sollen sie auch vor Alzheimer schützen, die Gefäßwände flexibel halten sowie Rheuma und Neurodermitis lindern.
Ihre größte Wirkung entfalten sekundäre Pflanzenstoffe, Omega-3-Fettsäuren & Co. aber erst im Zusammenspiel mit einer ausgewogenen Ernährung. In der Diabetes-Therapie nutzt sie Dr. Peter Heilmeyer, Chefarzt der Reha-Klinik in Isny, auf ganz besondere Weise (Reha-Klinik Überruh, Postfach 1549, 88309 Isny im Allgäu, Tel. 07652/75-0, www.rehaklinik-ueberruh.de). Ernährung ist bei ihm der zentrale Punkt einer optimalen Therapie. Ganz wenig Kohlenhydrate, viel Fett, reichlich Pflanzliches und dazu viel Bewegung – mehr ist gar nicht nötig. »Die Hälfte unserer Patienten«, sagt Heilmeyer nicht ohne Stolz, »bekommen wir so symptomfrei – ohne Insulin und andere Diabetesmedikamente.« Schulmedizin könnte manchmal so einfach sein. Doch dafür musste Heilmeyer jahrelang gegen Anfeindungen und Missgunst aus dem Kollegenkreis ankämpfen. Mittlerweile liegen immer mehr Studien vor, die zeigen, wie erfolgreich dieses Therapiekonzept bei Diabetes Typ 2 greift (siehe auch Kapitel »Logi-Methode«, Seite 105). Hier zeigt sich mal wieder die große Stärke alternativer Behandlungskonzepte, deren optimale Wirkung entscheidend davon abhängt, wie stark der Patient sich einbringt und bereit ist, seinen krank machenden Lebensstil zu überdenken und zu ändern.

Welche Kost bei welchen Beschwerden hilft

Welche unglaubliche Kraft in gesunder Ernährung steckt, hatte ich selber bei einem Weggefährten eindrucksvoll erlebt. Der Mann hatte einen äußerst aggressiven Hodentumor, wurde operiert und erhielt Chemotherapien. Doch nach kurzer Zeit bildeten sich Metastasen in der Lunge, die operiert wurden. Es folgte eine erneute Chemotherapie. Das Gleiche wiederholte sich noch einmal. Dann sagte ihm sein Arzt in seiner so einfühlsamen Art: »Wir können leider nichts mehr für Sie tun, fahren Sie doch mit Ihrer Freundin noch mal schön in den Urlaub. Sie haben nur noch wenige Monate zu leben.« Diese Sätze eines sichtlich überforderten Arztes rüttelten meinen Weggefährten wach. Die Toskana sehen und dann das finale Ende erleben, das wollte und konnte er für sich nicht akzeptieren. Da hörte er von der Makrobiotik, einer speziellen Ernährungsform, die bei vielen Krankheitsformen – vor allem auch bei Krebs – helfen sollte. Ich habe selten einen Menschen erlebt, der in solcher Konsequenz seinen Lebensstil geändert hat – von heute auf morgen. Dafür bewundere ich ihn noch heute. Mir ist das in meiner Krankheitsgeschichte nicht so perfekt gelungen, allerdings spielte das Ernährungskonzept auch nicht die entscheidende Rolle. Er jedenfalls besuchte fortan Kochkurse und bereitete mit größter Hingabe stundenlang jeden Tag sein makrobiotisches Essen vor. Nebenbei machte er eine Misteltherapie und lebte weiter. Monat für Monat, Jahr für Jahr. In der Klinik reagierten die Ärzte, wie immer in solchen Fällen, fassungslos. »Unmöglich«, hieß es, »das gibt es doch nicht, nur mit Ernährung – Blödsinn.« Reaktionen übrigens, die ich selber auch häufig erlebt habe, wenn Schulmedizinern etwas nicht in ihr antrainiertes Wissenschaftsverständnis passt. Dabei sind doch gerade solche Phänomene eine Herausforderung, die es auch naturwissenschaftlich zu verstehen gilt. Trotz des günstigen Verlaufs drängten die Ärzte meine Weggefährten weiter hartnäckig zu erneuter Operation und Chemotherapie. »Warum sollte ich«, fragte er sie. Schließlich waren die Metastasen nicht mehr gewachsen. Über die Jahre weigerte er sich standhaft, einen Eingriff vornehmen zu lassen. Mein Weggefährte lebt heute immer noch, ist belastbar, arbeitet Vollzeit und genießt sein Leben. Die Makrobiotik hat er inzwischen durch vegetarische Ernährung ersetzt, und mit der Misteltherapie hatte er schon viel früher aufgehört.

Natürlich gibt es Fälle, die nicht so positiv verlaufen. Doch darum geht es überhaupt nicht, denn im Kern hat diese kleine, bewegende Geschichte eine zeitlose Botschaft, die mich selber stark geprägt hat: Für eine optimale Therapie muss man selber etwas unternehmen. Mit allen Konsequenzen und mit dem unbedingten Willen zum Leben. Die Überlebensfrage heißt dann nicht, was kann mein Arzt für mich tun, sondern vielmehr, was kann ich dafür tun, damit ich gesund werde. Dazu gehört eben auch und im Besonderen die Ernährung, der ich deshalb einen so großen Raum gebe.

Da ich von klassischen Diäten aus verschiedensten Gründen nichts halte, möchte ich hier nur drei Ernährungskonzepte vorstellen, die sich zum einen im täglichen Einsatz bewährt haben und die in bestimmten Bereichen eine exzeptionelle therapeutische Wirkung erzielen, die zum anderen auch auf die individuellen Bedürfnisse abgestimmt werden können, wie es etwa bei der Makrobiotik der Fall ist. Je perfekter das geschieht, desto besser sind die Erfolge. Hier liegt auch einer der größten Unterschiede zum Einheitsbrei klassischer Diätprogramme.

Makrobiotik– höchst individuell

Dies ist eine Ernährungsphilosophie, bei der es um das Gleichgewicht von Yin und Yang geht. Das Prinzip von Yin und Yang besagt, dass das gesamte Universum aus gegensätzlichen Paaren besteht, die zusammen erst eine Einheit bilden. Auch im makrobiotischen Verständnis bestimmt das Zusammenwirken dieser beiden Kräfte alle Erscheinungen auf unserem Planeten und im Universum. Und Nahrung kann dieses Kräftespiel verändern und dafür sorgen, dass Yin und Yang harmonisch ineinandergreifen. Das mag für den einen oder anderen abgehoben klingen, ändert aber nichts daran, dass Makrobiotik (übersetzt »das große Leben«) wirklich gut für den Körper ist. Krebs, Herzkrankheiten, Rheuma, multiple Sklerose und viele andere Erkrankungen führt Michio Kushi, einer der profiliertesten Vertreter der modernen Makrobiotik, auf »gewohnheitsmäßigen, überhöhten Konsum von Nahrung zurück, die entweder Yin oder Yang oder beiden zugeordnet wird«. Hochwertige ungesättigte Fette werden in der Makrobiotik nur in Maßen eingesetzt, und auf tierische Eiweiße, beispielsweise aus Milchprodukten, wird ganz verzichtet, weil sie den Körper, wie Kushi es formuliert, »verschleimen«. Übrigens esse ich noch heute hin und wieder makrobiotisch, und jedes Mal bin ich überrascht, welche Reinheit und Energie in dieser Ernährungsvariante stecken.

Beratung ist alles

Zentraler Punkt in der Makrobiotik ist die Ernährungsberatung. Man sucht dabei gezielt nach Störungen im Yin- bzw. Yang-Bereich, die die Erkrankung ausgelöst haben könnten, und versucht, diese durch bestimmte Ernährungsempfehlungen auszugleichen. In der renommierten, auf Ganzheitsmedizin spezialisierten Habichtswald-Klinik in Kassel gibt es für Patienten auf Wunsch makrobiotische Ernährung zum Kennenlernen (Infos unter www.habichtswaldklinik.de/wegweiser/vitalkost.html). Therapiebegleitend kann Makrobiotik durchaus helfen. Ich habe jedenfalls gute Erfahrungen damit gemacht, wie auch mit den noch folgenden Ernährungsempfehlungen. Makrobiotisches Kochen ist aufgrund der besonderen Zubereitungsweisen sehr zeitaufwendig. Das Essverhalten wird etwa durch das langsame Kauen (bis zu 50-mal pro Bissen) positiv beeinflusst.

Jede Mahlzeit sollte aus 50 Prozent Vollkorngetreide (Hirse, Hafer, Mais, braunem Reis, Buchweizen, Roggen etc.) bestehen. Suppe auf Miso-Basis (aus Soja hergestellt) umfasst mengenmäßig fünf Prozent des täglichen Nahrungsbedarfs. Weitere 20 bis 30 Prozent setzen sich aus Gemüse der Saison zusammen, das möglichst unterschiedlich gekocht werden soll. Weitere 10 bis 15 Prozent schließen gekochte Bohnen, Seetang und Algen ein. Gerade Letztere haben eine verblüffende Wirkung: Sie entziehen dem Organismus Gifte und liefern lebensnotwendige Vitamine und Mineralien. Auch der Shiitake-Pilz, der häufig in Miso-Suppen verwendet wird, zeigt interessante Eigenschaften: Er regt das Immunsystem an und steigert die Produktion von Abwehrzellen. Auf der Suche nach dem entscheidenden Inhaltsstoff des Shiitake wurde der Wirkstoff Lentinan isoliert, der für die immunstimulierende Wirkung verantwortlich zeichnet. Kombiniert mit anderen immunaktivierenden Medikamenten, wurden in der Tumortherapie derart gute Effekte erzielt, dass Lentinan inzwischen in Japan für die Behandlung von Magenkrebs zugelassen ist. Ist die Krankheit überwunden, kann Makrobiotik später in nicht so strenger Form weitergeführt werden – als Standardernährung.

Öl-Eiweiß-Kost – optimal in der Krebstherapie

Diese Ernährungsform ist speziell für die Tumortherapie geeignet. Im Gegensatz zur Makrobiotik spielen hier hochwertige ungesättigte Fettsäuren eine zentrale Rolle. Entwickelt wurde sie von der deutschen Apothekerin, Chemikerin und Physikerin Johanna Budwig. Im Prinzip geht es darum, die für Krebszellen typisch gestörte Zellatmung wieder zu aktivieren und zu verbessern. Damit das passiert, brauchen die Zellen Nachschub an dringend benötigten hochwertigen ungesättigten Fettsäuren wie Linol- oder Linolensäure (vorwiegend in pflanzlichen Ölen). Doch erst im Zusammenspiel mit schwefelhaltigem Eiweiß, Cystein und Methionin, wird der gewünschte Effekt erzielt.
Transfettsäuren sind die Monster unter den Fetten. Dabei handelt es sich um künstliche Fettsäuren, die bei der industriellen Härtung von Pflanzenölen entstehen. Im menschlichen Stoffwechsel verhalten sie sich allerdings wie pures Gift. Deshalb spielen sie bei Budwigs Öl-Eiweiß-Kost gar keine Rolle, wie auch alle anderen »schlechten« Fette (meist gesättigte Fette aus tierischen Organismen). Sie werden durch leicht verbrennbare und energieliefernde »gute« Fette ersetzt, wie sie beispielsweise im Leinöl vorkommen. Leinöl wird mehr oder weniger in fast allen Speisen verarbeitet. Morgens im Müsli, mittags als Sauce zu Rohkostsalaten, zum Fetten bei Gemüse in Form von Oleolux (Mischung aus Leinöl, Kokosfett, Zwiebeln und Knoblauch) oder als

Quark-Leinöl-Nachspeise. Am Abend (möglichst zwischen 17.00 und 18.00 Uhr die letzte Mahlzeit einnehmen) wird es dann in Suppen und Saucen verarbeitet. Nahrungsmittel, die Konservierungsmittel enthalten, kommen gar nicht erst auf den Tisch. Frische und nicht gekochte Lebensmittel stehen im Vordergrund. Gemüsesorten werden hauptsächlich roh verwendet oder gedämpft. Fett gibt es reichlich, aber immer in Verbindung mit Eiweiß und im richtigen Verhältnis dazu. Bei konsequenter Umsetzung der Empfehlungen kann man von dieser therapiebegleitenden Kost enorm profitieren. Sie lässt sich auch über einen langen Zeitraum durchführen und variieren.

Mein Tipp: Wenn Sie mehr über diese Kost wissen wollen sowie Rezeptideen benötigen, ist folgendes Buch zu empfehlen: Dr. Johanna Budwig, »Öl-Eiweiß-Kost«, Sensei Verlag, Kernen 2003.

Logi-Methode – wo Insulinspritzen überflüssig wird

Ihr Erfinder, der Ernährungswissenschaftler Dr. Nicolai Worm, ist ein Verfechter der kohlenhydratreduzierten Kost. Dabei setzt der Münchner auf Lebensmittel, die den Blutzucker- und Insulinspiegel relativ konstant halten, um Hunger- und kalorienträchtigen Fressattacken vorzubeugen. Neben reichlich Gemüse, Salat und Obst gibt es viele eiweißreiche tierische Lebensmittel wie Geflügel, Eier und Milchprodukte, außerdem Nüsse und Hülsenfrüchte. Süßes kommt gar nicht auf den Tisch, genauso wenig wie Kartoffeln oder Produkte aus Auszugsmehl. Nudeln und Vollkornprodukte gibt es dagegen nur in äußerst bescheidenen Portionen. Die Kost setzt einen Kontrapunkt gegen die bei uns grassierende Kohlenhydratmast – mit all ihren Folgen. So hilft Logi (»low glycemic and insulinemic diet«) besonders bei Störungen des Fett- und Zuckerstoffwechsels wie dem Metabolischen Syndrom oder Diabetes Typ 2.
Mittlerweile gibt es auch einige interessante internationale Arbeiten, die einen Zusammenhang zwischen zu viel Kohlenhydraten in der Ernährung und Krebs herstellen. Ich selbst habe mit Logi ebenfalls gute Erfahrungen gemacht, gerade in den vergangenen Monaten, als ich das eine oder andere Kilo zu viel auf die Waage brachte. Der Ge-

wichtsverlust ist hier nachweislich besser als bei fettreduzierten Diäten. Eine gute Freundin von mir konnte dank dieser Methode fast 30 Kilo abbauen und muss heute kein Insulin mehr spritzen. Als dauerhafte Ernährungsform ist Logi bestens geeignet (Infos unter: www.logi-methode.de).

Mit der Kraft der Natur

Ohne Vitamine, Mineralien oder Spurenelemente könnten wir nicht überleben. Bei Krankheiten, Stress im Job, vielen Reisen mit häufigen Zeitzonen- und Klimawechseln sowie extremen psychischen Belastungen benötigen wir sogar vermehrt davon. Die orthomolekulare Medizin, vom Nobelpreisträger Linus Pauling vor mehr als 30 Jahren begründet, hat es sich zur Aufgabe gemacht, solche Defizite durch die Gabe von Vitalstoffen auszugleichen. Winzige Mengen dieser Biomoleküle – gibt es in der Regel als Tablette oder Granulat – reichen oft schon aus. Sie werden benötigt, um die Körperchemie auf Touren zu halten: um zu verdauen, Zellen zu bilden, das Immunsystem zu stärken, den Körper zu entgiften und – ganz wichtig – die Energieversorgung des Organismus generell zu sichern. Nur weiß bis heute keiner, wie hoch die optimale Dosis in solchen Fällen sein soll.

Da der Körper die meisten dieser sogenannten essenziellen (lebensnotwendigen) Vitalstoffe nicht selbst herstellen kann oder zu wenig davon produziert, ist er auf die Zufuhr von außen angewiesen. Und da fängt das Problem an. »Mit guter, ausgewogener Kost«, sagen Kritiker, »stehen dem Körper immer ausreichend Vitalstoffe zur Verfügung.« Vitamine zuführen, das hätten die wenigsten wirklich nötig. Meistens betreffe das Fälle, bei denen gravierende Krankheitsverläufe oder enorme Defizite vorlägen. Für sie hinterlassen die Powerpillen denn auch nur eine Wirkung: einen leeren Geldbeutel.

Mehrere 100 Millionen Euro geben die Deutschen pro Jahr allein für Multivitaminpräparate aus. Tendenz steigend. Von Kritik und negativen Testergebnissen zeigen sie sich unberührt. Dabei gibt die Zusammensetzung des Vitamincocktails bei den Testern grundsätzlich

Anlass zur Kritik, weil die individuelle Versorgungssituation unberücksichtigt bleibt. Ein Umstand, der auch für Präparate gilt, die in natürlichen Herstellungsverfahren hochkonzentrierte Gemüse- und Obstanteile in ihre Pillen packen. Sie werben mit der gesunderhaltenden Power sekundärer Pflanzenstoffe (Flavonoide), deren Wirkungen weitgehend noch ungeklärt sind. Doch auch dabei bekomme man so viel oder so wenig Vitamine ab, lästern Kritiker, wie bei einer Fertigsuppe mit Gemüsewürfeln. Die Hersteller sehen das natürlich anders und überbieten sich mit einem Wust von Studien, die das Gegenteil belegen sollen.

Dabei stehen immer wieder Antioxidanzien im Mittelpunkt, besser bekannt als »ACE-Vitamine«. Sie wirken als Schutz gegen freie Radikale, die nichts anderes darstellen als reaktive Formen des Sauerstoffs. Dabei handelt es sich um äußerst aggressive Molekülbruchstücke, die die Zellmembranen, das Zelleiweiß und das Erbgut angreifen. Diese Oxidation, oder besser dieses biologische »Rosten«, trägt über Jahre zu unserem langsamen Verfall bei. Doch bislang gibt es keinen bewiesenen Zusammenhang zwischen der Menge der Antioxidanzien im Körper, der Immunabwehr und der Lebensspanne.

Die Betroffenen hingegen sehen das anders und gehen subjektiv und unbewusst fast immer von einer durch Vitaminmangel bedingten Immunstörung aus: »Ich bin so anfällig und bekomme immer so schnell eine Grippe«, heißt es dann, oder »Ich habe nie Fieber und bin selten krank«. Zwischen diesen beiden Wahrnehmungswelten bewegt sich die Diskussion. Bei dem einen ist die Immunabwehr so schwach, dass er sich ständig krank fühlt, bei dem anderen scheint sie ebenfalls schwach zu sein, weil gar keine Körperreaktion mehr stattfindet.

Wissenschaftlich erforscht ist dieser Bereich allerdings kaum. Dennoch gilt ein ausreichender Nachschub mit Vitamin A, C und E als Schutzschild, der freie Radikale abblitzen lässt. In den vergangenen Jahren wurden zehn große Studien mit über 110 000 Probanden durchgeführt, die diesen Zusammenhang belegen sollten. Keine einzige Untersuchung jedoch zeigte eindeutig positive Ergebnisse. Nach Ansicht der meisten Experten ist der Oxidationsprozess zu komplex, als dass er durch schlichtes Schlucken von Vitaminpillen gestoppt werden könnte. Aller-

dings belegen aktuelle US-amerikanische Studien, dass eine gezielte Gabe von Vitaminen zum Beispiel die Regenerationsfähigkeit nach dem Training oder nach Stressbelastung durchaus reduzieren kann.
Dennoch raten viele Mediziner – trotz berechtigter Kritik – zu Nahrungsergänzungsmitteln, um mögliche Vitamin- oder Mineraliendefizite auszugleichen. Wer Angst vor den Risiken einer Überdosierung hat, sollte deshalb unbedingt einen Arzt oder besser einen Ernährungsmediziner um Rat fragen. Letzterer analysiert das Essverhalten des Patienten und untersucht gezielt mittels spezieller Blut- und Urinparameter den Vitaminzustand. Von aufwendigeren Blutuntersuchungen ist allerdings abzuraten, zumal die Kosten von den Kassen im Allgemeinen nicht übernommen werden. Bei der Beschaffung von Nahrungsergänzungsmitteln sollte man sich dann auf Arzt und Apotheken verlassen, denn Mittel aus dem Internet entsprechen nicht immer den hiesigen Qualitätsstandards.

Mein Tipp: Trotz aller plausiblen Einwände habe ich selbst immer wieder zu Nahrungsergänzungsmitteln gegriffen und auf vitaminreichen Nachschub vertraut – vor allem während meiner Krankheitsphase und dem damit verbundenen Stress. Schließlich war für mich das subjektive Empfinden, mir etwas Gutes zu tun, von zentraler Bedeutung. Allerdings sollte man bei der Auswahl der Vitamin- und Mineralprodukte darauf achten, welche Vitalstoffkombinationen enthalten sind. Viel heißt hier nicht gleich besser. Wird etwa Vitamin E mit Kupfer- und Eisenergänzungen zusammen eingenommen, wird der Teufel mit dem Beelzebub ausgetrieben: Es kann die Oxidation, das biologische Rosten, sogar beschleunigen. Besonders wichtig: Den Arzt unbedingt über die Einnahme solcher Präparate informieren. Manche Vitamine können u. a. die Wirkungen der Strahlentherapie beeinträchtigen oder stehen mit anderen Arzneien in Wechselwirkung (siehe Kapitel »Risiko Pillen«, Seite 74). Adressen von Ärzten, die einen Vitaminstatus erheben und sich mit der Substitution von Nahrungsergänzungsmitteln auskennen, bekommt man über die Deutsche Gesellschaft für Orthomolekulare Medizin e. V., Tel. (0211) 58 00 26 46, oder im Internet unter www.dgom.de.

Von Vitaminen und Mineralien

Vitamin A (Betacarotin)

Funktion: wichtig für Zellteilung und Gewebewachstum. Hält Haut und Schleimhäute gesund.
Vorkommen: Rinderleber, Thunfisch, Gouda. Betacarotin, ein Vitamin-A-Vorläufer, kommt in Karotten, Tomaten, Grünkohl, Spinat und Mais vor.
DGE*-Empfehlung: 0,8 bis 1,0 Milligramm pro Tag.
Risiken: Betacarotin-Zusätze können bei Rauchern das Lungenkrebsrisiko erhöhen. Eine Vitamin-A-Überdosierung kann zu Leberschädigungen, Knochen- und Hautproblemen führen. In hohen Dosen rezeptpflichtig!

Vitamin B_1

Funktion: Wichtig für Nerven- und Muskelfunktion sowie für den Kohlenhydratstoffwechsel.
Vorkommen: Sonnenblumenkerne, Schweinschnitzel, Kartoffeln.
DGE-Empfehlung: 1,0 bis 1,3 Milligramm pro Tag.
Risiken: gering.

Vitamin B_2

Funktion: am Kohlenhydrat-, Fett- und Eiweißstoffwechsel beteiligt.
Vorkommen: Vollkorngetreide, Käse, Fisch, Champignons, Quark.
DGE-Empfehlung: 1,2 bis 1,4 Milligramm pro Tag.
Risiken: gering.

Vitamin B_6

Funktion: Aufbau der Muskeln, Infektabwehr, wichtig für Bildung von Nervenbotenstoffen.
Vorkommen: Kartoffeln, Bananen, Gemüse.
DGE-Empfehlung: 1,2 bis 1,5 Milligramm pro Tag.
Risiken: Nervenstörungen bis hin zu Nervenschädigungen.

Vitamin B_{12}

Funktion: wichtig für die Bildung roter Blutkörperchen; ermöglicht, dass die Folsäure ihre Wirkung entfaltet.
Vorkommen: Milchprodukte, Eier.
DGE-Empfehlung: 3 Mikrogramm pro Tag.
Risiken: nicht so gravierend wie beim Vitamin B_6.

Vitamin C

Funktion: Radikalfänger, Antioxidans. Wichtig, um Eisen aus der Nahrung aufzunehmen. Scheint Krebs- und Herzerkrankungen vorzubeugen.
Vorkommen: u.a. Johannisbeeren, Paprika, Brokkoli, Kartoffeln.
DGE-Empfehlung: 100 Milligramm pro Tag.
Risiken: keine. Vielmehr empfehlen viele Experten Überdosierungen, zum Beispiel bei der Krebsprophylaxe.

Vitamin D

Funktion: u.a. mitverantwortlich für die Einlagerung von Kalzium in die Knochen. Beugt Osteoporose, Krebs, Herzinfarkt, Diabetes und vielen anderen Zivilisationskrankheiten vor.
Vorkommen: Fisch, Käse.
DGE-Empfehlung: 5 Mikrogramm (über 65 Jahre 10 Mikrogramm) pro Tag. Experten halten diesen Wert mittlerweile für viel zu gering, um prophylaktischen und therapeutischen Nutzen zu erzielen. Neue Studien empfehlen 25 bis 40 Mikrogramm – je nach Defizit.
Risiken: reichert sich bei Überdosierung in der Leber an, lässt Nieren verkalken. Kopfschmerzen, Erbrechen, Haarausfall. Deshalb in hohen Dosierungen rezeptpflichtig!

Vitamin E

Funktion: Antioxidans, wichtig für Immunsystem und Zellschutz. Hemmt Entzündungsprozesse, schützt vor Arteriosklerose.
Vorkommen: Vollkornprodukte, Nüsse, Rapsöl.
DGE-Empfehlung: 12 bis 15 Milligramm pro Tag.
Risiken: gering.

Folsäure

Funktion: Das B-Vitamin spielt bei allen Zellteilungen eine wichtige Rolle. Während der Schwangerschaft eingenommen, kann Folsäure schwere Geburtsfehler verhindern und das Risiko von Frühgeburten halbieren, so US-Studien.

Vorkommen: in Blattgemüsen, Zitrusfrüchten, Reis, Spargel und Soja.

DGE-Empfehlung: 400 Mikrogramm pro Tag.

Risiken: Wechselwirkung mit Rheumamitteln. Hoch dosiert eingenommen soll sich nach neuen Studien das Risiko für Prostatakrebs und Darmpolypen – der Vorstufe zu Darmkrebs erhöhen.

Magnesium

Funktion: beteiligt am Kohlenhydrat- und Fettstoffwechsel, wichtig für den Muskelstoffwechsel. Durch erhöhte Magnesiumaufnahme kann das Risiko für einen Typ-2-Diabetes drastisch gesenkt werden.

Vorkommen: Nüsse, Tofu, Weizenkleie.

DGE-Empfehlung: 300 bis 400 Milligramm pro Tag.

Risiken: Überdosierungen führen zu Durchfall oder Erbrechen.

Selen

Funktion: Antioxidans, wichtig fürs Immunsystem und im Stoffwechsel der Schilddrüsenhormone, wirkt entgiftend (Schwermetalle) und schützt – so lassen mehrere Studien vermuten – vor einigen Krebsarten (besonders Prostata, Darm und Lunge).

Vorkommen: in Fleisch und Getreide.

DGE-Empfehlung: 30 bis 70 Mikrogramm pro Tag.

Risiken: bei Überdosierung Übelkeit, Nervosität und Depressionen.

Zink

Funktion: ergänzt und unterstützt die anderen Antioxidanzien, fürs Immunsystem überlebenswichtig.

Vorkommen: Austern, Nüsse, Erbsen, Vollkornprodukte.

DGE-Empfehlung: 7 bis 10 Milligramm pro Tag.

Risiken: bei längerer Überdosierung Vergiftungen möglich, Immunschäden und Herzprobleme.

*) Deutsche Gesellschaft für Ernährung

Was Heilfasten leistet

Alles, was der Stoffwechsel nicht verarbeiten kann, wandert auf die körpereigenen Fetthalden zur Zwischenlagerung für Notzeiten. Abgeschoben und – mangels Notzeiten – am Ende purer Ballast. Selbst sportliche Aktivitäten motivieren den Organismus kaum, solche Reserven entschieden anzupacken. Ein ungesunder Lebensstil mit Hektik im Job, hastigem und ungesundem Essen (zu fett, zu süß, zu viele Kohlenhydrate) sowie eine nachlassende Hormonproduktion fordern ihren Tribut: Mit dem Sinken des Testosteron- und Wachstumshormonspiegels reduzieren sich auch die Stoffwechselaktivitäten und damit die Fettverbrennung.
Der österreichische Arzt Franz Xaver Mayr (1875–1965) entwickelte daher eine Heil- und Entgiftungskur, die nicht zu vergleichen ist mit den modernen Diäten wie South-Beach, Low Carb, Low Fat, Atkins oder wie sie alle heißen. Sie beruht auf den drei Säulen Schonung, Säuberung und Schulung. Mayr verstand darunter eine Reinigung des verschlackten Magen-Darm-Traktes sowie das Erlernen einer neuen Esskultur und eines gezielten Trainings der Darmmuskulatur. In speziellen F.-X.-Mayr-Zentren oder ambulant bei besonders geschulten Ärzten kann eine solche Kur absolviert werden. Dabei soll der Verdauungstrakt, insbesondere die Darmzellen, regenerieren, Krankheiten kuriert und der Körper massiv entgiftet werden. Auch die Immunabwehr profitiert davon. Immerhin befindet sich 70 Prozent unseres Abwehrsystems im Darm. Fast automatisch verbessern sich die Blutwerte, und als willkommener Nebeneffekt winkt am Ende noch eine deutliche und anhaltende Gewichtsreduktion. Also muss da etwas dran sein, dachte ich damals und konsultierte eine Mayr-Kundige und in der Heilfastenkur ausgebildete Ärztin. Schließlich wusste ich, dass ohne ärztliche Kontrolle eine solche Diät Anfängern nicht zu empfehlen ist. Zu heftig könnte der Körper auf die Ernährungsreduktion reagieren, sogar scheinbar überwundene Krankheiten könnten erneut aufbrechen.
Das Programm ist so einfach wie effektiv: Morgens trinkt man auf nüchternen Magen erst einmal ein Glas Glauber- oder Bittersalz zum Abführen. Wenn nämlich keine Nahrung mehr zugeführt wird, tritt

der Darm sofort in den Streik. Die Stoffwechselabbauprodukte aus der Leber würden dann zu lange im Körper verweilen. Also braucht der Darm einen Schubs – während der Kur täglich. Am Anfang ist dies etwas ungewohnt, aber mit der Zeit spielt sich das Procedere ein, und unangenehm ist es auch nicht. Zusätzlich schluckte ich vor den Mahlzeiten diverse Globuli (homöopathische Arzneien) und Basenpulver. Das hilft, neben der Entgiftung den Säure-Basen-Haushalt zu regulieren.

Morgens freute ich mich auf eine drei Tage alte Semmel, die in Scheiben geschnitten und zusammen mit etwas Milch gründlich gekaut werden will. Im Gegensatz zur Buchinger-Fastenmethode (siehe unten) werden bei Mayr auch feste Nahrungsbestandteile zugeführt, was mir mehr behagte, denn so entdeckte ich wieder, langsam zu essen. Gründliches Kauen will gelernt sind. Je intensiver, desto besser. Über Rezeptoren in der Mundschleimhaut setzt die Magensekretion ein, und das latente Hungergefühl schwindet.

Als Eiweißlieferanten wählte ich wegen meiner Laktoseintoleranz – der Unfähigkeit des Körpers, Milchzucker zu verdauen, die ich mit 30 Prozent der Deutschen teile – auf Anraten der Ärztin Ziegenkäse statt Milch. Dazu Säfte und Kräutertees – bei Buchinger wie Mayr Pflicht. Täglich bis zu drei Liter. Je mehr, desto besser. Schließlich müssen die Toxine ausgeschwemmt werden. Mittags schlürfte ich dann die klassische Basensuppe, keine feine Consommé eines Zweisternekochs, sondern deftig zusammengebraut aus Gemüse, Kartoffeln und verschiedenen Kräutern. Abends wieder ein altes Brötchen mit Käse. Abwechslung sah mein Essrhythmus in diesen zwei Wochen nicht vor. Ein Vorteil der Mayr-Kur: Eiweißverluste wie bei anderen Diäten treten nicht auf. Der Käse (oder die Milch) liefert genügend davon, so dass das Herz oder die Muskeln als Eiweißspeicher nicht angegriffen werden.

Abends erwarteten mich noch Warmwassereinläufe, um den Darm vor dem Schlafengehen zu entlasten, und lauwarme Leberwickel. Für den Darm ist die Mayr-Kur eine Wohltat mit tiefgreifender Wirkung: So werden die Darmzotten des Dünndarms, die die Nährstoffe aus dem Nahrungsbrei filtern, gereinigt – was ihre Aufnahmebereitschaft erhöht. Die Darmzellen regenerieren nachweislich komplett. Ein Fitnessprogramm auch für die Immunabwehr, denn 70 Prozent unserer Abwehrzellen sitzen im Darm.

Was ich ebenfalls deutlich fühlte: Das Mayr-Heilfasten ist Doping für die Seele. Am zweiten Kurtag plagten mich noch Kopfschmerzen – wie sie typisch sind in der Anfangszeit von Fastenkuren. Die Umstellung macht dem Körper eben zu schaffen. Doch mit jedem Tag wurde meine Stimmung besser, ja fast euphorisch. Ein Zustand, der über Wochen anhielt. Offenbar wurde nicht nur der Körper entrümpelt, sondern auch die Seele.

Einen besonders wohltuenden Effekt hat die Mayr-Kur auf den Säure-Basen-Haushalt. Durch unsere im Allgemeinen zu saure Ernährung wird das Bindegewebe immer undurchlässiger für Nährstoffe – mit weitreichenden Folgen: Das Bindegewebe erfüllt im Organismus physiologisch gleich mehrere wichtige Aufgaben: Es ist Transitstrecke, Kommunikationsnetz und Nährstofffilter. Es stellt sicher, dass die Zellen an die Organe Signale übermitteln können. Die Reize werden zwischenzellulär mit Hilfe von Hormonen auf elektrochemischen Weg übertragen. Das Bindegewebe umgibt Organe, Gefäße und Nerven, hat einen reichlich hohen Wasseranteil und wird von gelösten Nährstoffen durchströmt. Die Folgen von Ernährungsfehlern sind gravierend: Gelenkentzündungen, Gicht, Herz-Kreislauf-Erkrankungen, Hautprobleme, um nur die wichtigsten zu nennen. Hier kann die F.-X.-Mayr-Kur helfen. Sie bringt den Säure-Basen-Haushalt nachhaltig in Balance, weil durch sie viel überschüssiges saures Material aus dem Gewebe mobilisiert und abgebaut wird.

Höhepunkt jeder Mayr-Kur ist die Bauchbehandlung, die während einer zwei- bis dreiwöchigen Kur mehrmals durchgeführt wird – meist vom kurbegleitenden Arzt oder Heilpraktiker– und einer Massage ähnelt. Sie ist angenehm, regt auf milde Weise die Darmtätigkeit an, steigert die Durchblutung und den Lymphabfluss. Der Bauchumfang verkleinert sich, und der Bauch wird straffer. Über Reflexionspunkte, die durch die Bauchbehandlung angeregt werden, zieht sich der Darm in seine ursprüngliche Position unterhalb des Rippenbogens zurück. Eine Lage, aus der er sich bei vielen Männern bereits frühzeitig verabschiedet hat und der Schwerkraft folgend nach unten gerutscht ist.

Natürlich reduziert sich während einer zwei- bis dreiwöchigen Kur auch das Gewicht, weil dem Körper kaum Kalorien zugeführt werden. Gleichzeitig steht bei Heilfastenkuren wie bei Mayr oder Buchinger immer auch Bewegung wie leichtes Joggen (aber nur 20 Minuten!), Wandern und Gymnastik auf dem täglichen Programm. Mit zunehmender Kurdauer bedient sich der Stoffwechsel aus den Fettdepots. Bis zu sechs Kilo fastete ich mir herunter. Und auf die Waage kamen die später auch nicht mehr (kein Jo-Jo-Effekt), weil parallel das Essverhalten trainiert wurde. Wichtig: Während der Kur sollte die Entgiftung über Leber (warme Wickel am Abend) und Nieren (warme Fußbäder) angeregt werden. Das kann auch durch homöopathische Mittel unterstützt werden.

Mayr-Kur – Tuning fürs Blut

So verbesserten sich die miserablen Blutfettwerte des Autors nach einer einmonatigen Mayr-Kur:

	vor der Kur	**nach der Kur**	**Referenzwerte**
Triglyceride	367 mg/dl	107 mg/dl	40–175 mg/dl
Cholesterin (gesamt)	273 mg/dl	160 mg/dl	150–200 mg/dl
HDL-Cholesterin	49 mg/dl	58 mg/dl	35–55 mg/dl
LDL-Cholesterin	151 mg/dl	81 mg/dl	bis 150 mg/dl

Einige Monate später testete ich zum Vergleich die Buchinger-Kur. Dabei handelt es sich um ein modifiziertes Fasten, das individuell vom kurbegleitenden Arzt oder Heilpraktiker auf den Patienten abgestimmt wird. Pro Tag nimmt man etwa 250 Kilokalorien primär durch Kohlenhydrate und in flüssiger Form zu sich: Obstsäfte, Honig und Gemüsebrühe. Am Beginn stehen Entlastungstage mit basenreicher Kost – geschrotetes Getreide für Müsli und viel Gemüse. Während der Kur, die zwischen zwei und vier Wochen dauert, muss der Darm wie beim

Mayr-Fasten regelmäßig mit Glaubersalz und Einläufen gereinigt werden. Ebenso gilt hier: viel trinken – mindestens drei Liter am Tag. Das vor allem für die Herzmuskelarbeit benötigte Eiweiß bekommt der Körper moderat in Form von sogenannten Buttermilch-Fastenzusätzen (1- bis 2-mal/Tag ca. 0,25 Liter) zugeführt. Wichtig: Nur Buttermilch oder auch Bioghurt (ohne chemische Zusätze und Zucker) aus Bioläden verwenden. Die Versorgung mit Mikronährstoffen – Kalium, Kalzium und Magnesium – erfolgt bei Bedarf über die Gabe von Tabletten, während die frischgepressten Obstsäfte wiederum die ausreichende Versorgung mit Vitaminen sicherstellen. Ähnlich wie bei Mayr wird die Darmbehandlung durch spezielle Massagen und Gymnastik unterstützt. Deren Wirkung habe ich jedoch nicht so intensiv erlebt wie bei der Mayr-Kur. Was mich überraschte, war, dass die Buchinger-Methode meine Blutwerte ähnlich eindrucksvoll regulierte.

Welche Heilfastenkur ist besser? Beide Varianten zeichnen sich durch Effekte mit Tiefenwirkung aus: auf den Säure-Basen-Haushalt, den Fettstoffwechsel und die Immunabwehr. Nicht zu vergessen die Gewichtsreduktion! Außerdem kenne ich keine einfachere Methode, um ohne Medikamente die Blutwerte schnell, signifikant und nachhaltig zu verändern. Auf Steuerung und Training des Essverhaltens wird insbesondere bei der Mayr-Kur Wert gelegt. Übrigens ein wichtiger Aspekt, um später sein Gewicht zu halten. Wer einmal klinisch betreute Erfahrungen mit Buchinger oder Mayr gesammelt hat, kann die Kuren auch ambulant zu Hause durchführen. Ich habe die Mayr-Kur neben dem Job probiert, was über den organisatorischen Aufwand hinaus allerdings viele Einschränkungen mit sich brachte. Deshalb kann ich es »berufsbegleitend« nur bedingt empfehlen, denn während einer Fastenkur sollte man sich keinem Stress aussetzen. Schließlich gilt das Prinzip: In der Ruhe liegt die Kraft.

Mein Tipp: Im Vorfeld einer Venenoperation hatte ich eine Mayr-Kur durchgeführt. Dank der Entgiftung von Bindegewebe und Haut verlief der Heilungsprozess rasant und – für die Ärzte überraschend – komplikationslos. Wenn Sie es irgendwie steuern können, ist es durchaus sinnvoll, vor größeren Eingriffen eine solche Entgiftung durchzuführen.

Homöopathische Gaben von Arnika zwei Tage vor und nach Eingriffen reduzieren zudem das Risiko für Operationstraumen und verbessern die Wundheilung (je nach Schwere des Eingriffs bis zu einer Potenz von C 1000 bis 10000 möglich. Im Vorfeld unbedingt einen Klassischen Homöopathen konsultieren). Informationen zum Heilfasten nach Mayr und Buchinger: Internationale Gesellschaft für Mayr-Ärzte, Iglerstr. 51–53, A 6080 Igls, Tel. 0043/664/9228294 oder unter www.fxmayr.com (mit Arzt-Finder). Klinik Dr. Otto Buchinger, Forstweg 39, 31812 Bad Pyrmont, Tel. 05281/1660 oder unter www.buchinger.de.

Sport als Therapie

Mündige Patienten sollten aber nicht nur auf eine gesunde Ernährung achten, sondern auch auf das rechte Maß an Bewegung, denn Sport rückt in Therapien immer häufiger selbst ins Blickfeld der Schulmediziner. Zahlreiche Studien mit Brust- und Darmkrebspatienten belegen mittlerweile die positiven Effekte, die moderater Sport und hier insbesondere die Kombination Ausdauersport, Krafttraining und Entspannung bei den Betroffenen auslösen können: Stärkung der allgemeinen Gesundheit, Vermittlung eines neuen, positiven Körpergefühls, Abbau von Ängsten, Gewinn von neuem Vertrauen zu sich selbst und seinem Körper, Glücksgefühle nach vollbrachter sportlicher Leistung, Stimulierung der Immunabwehr und mehr Lebensqualität. Auch behandlungsbedingte Beschwerden während einer Chemo- oder Strahlentherapie wie Übelkeit, Erschöpfung, Schlafstörungen und Schmerz können reduziert werden, so Erfahrungen von Sportmedizinern an der Berliner Charité. Mehr noch. Dass Sport auch die Überlebenszeiten insbesondere von Krebspatienten mit Darm- oder Brusttumoren erhöhen kann, zeigen neuere Untersuchungen.
Mediziner der Harvard Medical School in Boston wiesen in einer Studie nach, wie sich Sport auf den Heilungsverlauf auswirken kann: Brustkrebspatientinnen, die wöchentlich drei bis fünf Stunden joggten oder ein gleichwertiges Training absolvierten, hatten demnach gegen-

über bewegungsfaulen Patientinnen ein um 50 Prozent vermindertes Risiko, an dem Tumor zu sterben. Besonders profitierten Frauen davon, deren Krebs durch das Hormon Östrogen stimuliert wird. Dazu muss man wissen, dass das Mammakarzinom bei Frauen vor der Menopause (prämenopausal) in über 40 Prozent hormonsensitiv ist, bei Frauen nach der Menopause (postmenopausal) in 70 Prozent der Fälle. Körperliche Anstrengung drosselt das Körpergewicht und damit die körpereigene Bildung weiblicher Geschlechtshormone wie der Östrogene, die nicht nur in den Eierstöcken, sondern auch im Bauchfettgewebe produziert werden. Sport senkt signifikant den Östrogenspiegel im Körper. Die Anti-Krebs-Formel lautet: Mehr Sport heißt weniger Östrogene und damit weniger Wachstumssignale für den Tumor. »Über den Hormonspiegel«, so Experten des Deutschen Krebsforschungszentrums in Heidelberg, »wirkt Bewegung eventuell vorbeugend gegen Gebärmutter- und Prostatakrebs.« Auf die besondere Heilkraft der Bewegung vertraut deshalb auch Carolyn Kaelin, eine der bekanntesten US-amerikanischen Brustkrebschirurginnen. Vor wenigen Jahren erkrankte sie selber an einem bösartigen Brusttumor und startete parallel ein Fitnessprogramm. Sie rät ihren Leidensgenossinnen, nach der Diagnose so schnell wie möglich mit dem Training zu beginnen, denn das könne einem das Leben retten.
Zudem hilft ein Plus an Bewegung auch bei vielen anderen Erkrankungen, wie zum Beispiel:

- bei Depressionen durch Ausschüttung von Glückshormonen (Serotonin)
- bei Demenz durch bessere Versorgung der Hirnzellen mit Sauerstoff und durch Aktivierung des Hirnstoffwechsels
- bei Herz-Kreislauf-Erkrankungen durch Verbesserung des Blutflusses, Ökonomisierung der Herzarbeit und Reduzierung der Schlagfrequenz
- bei Fettstoffwechselstörungen sorgt die Aktivierung des Stoffwechsels für eine signifikante Reduzierung der Blutfettwerte
- bei hohem Blutdruck kann regelmäßiges Training die Messwerte verbessern

- bei Osteoporose sorgt Bewegung für eine Aktivierung des Knochenstoffwechsels und steigert die Stabilität des Knochengerüsts
- bei Arthrose hilft Sport, die Gelenke beweglich zu halten und Schmerzen zu reduzieren

Könnte man alle körperlichen Effekte etwa des Joggens in ein einziges Medikament packen, es würde als wahres Wundermittel gefeiert.

Alles auch eine Frage der Muskeln

Selbst Senioren in hohem Alter können von Krafttraining profitieren. Bei Menschen jenseits der 80 lassen Kraftübungen noch die Muskeln schwellen bzw. halten den rapiden alterstypischen Muskelabbau auf. Das ist das Ergebnis einer aktuellen Auswertung von 121 Studien mit rund 6700 Senioren, die zwei- bis dreimal pro Woche trainierten. Mehr Power in Armen und Beinen reduziert zudem nachhaltig das Sturzrisiko – gerade bei älteren Menschen oft Ursache für lange Bettlägerigkeit. Daneben ist die Osteoporose-Prophylaxe ein entscheidender Faktor. Die Knochendichte kann um bis zu zwölf Prozent und mehr zulegen. Auch die Knorpelschicht in den Gelenken wird besser mit Nährstoffen versorgt. Bei regelmäßigem Training konnte sogar eine Knorpelschichtverdickung gemessen werden – idealer Schutz vor Arthrose. Und selbst bei den Blutfettwerten sorgt Krafttraining für ähnlich gute Werte wie Ausdauersport.

Bewegte Vorsorge

Sport hat in meinem Leben – wie auch eine gesunde Ernährung – immer eine wichtige Rolle gespielt, dennoch erkrankte ich an Krebs. Nun, werden Sie sagen, hat das also nichts gebracht. Nein, im Gegenteil. Erst meine körperliche Fitness versetzte mich in die Lage, mit den Belastungen nach der Diagnose, später in der Therapie und nach den zahlreichen Rückfällen sowie den damit verbundenen physischen wie psychi-

schen Tiefs besser zurechtzukommen. Heute bin ich der festen Überzeugung, dass ich die Jahre nicht so gut überstanden hätte, wenn ich mich als »Couchpotatoe« meinem Schicksal ergeben hätte. Und überhaupt, was habe ich dadurch nicht auch verhindert? Jüngst erst wurde eine Metaanalyse auf der Basis von mehr als 50 Studien veröffentlicht, die den Zusammenhang von Bewegung und Dickdarmkrebs zeigen sollte. Das Ergebnis: Wer fünf- bis sechsmal pro Woche je eine Stunde sportlich aktiv ist, senkt sein Risiko, an Dickdarmkrebs zu erkranken, um bis zu 30 Prozent. Schon dafür lohnt es sich, morgens oder abends regelmäßig in die Sportschuhe zu schlüpfen.
In all den Jahren hat sich bei mir folgendes Programm bewährt: Moderates Ausdauertraining (drei- bis viermal die Woche für jeweils etwa eine Stunde joggen), Krafttraining im Fitnessstudio (zwei- bis dreimal die Woche), an allen Tagen morgens Yoga (fördert Koordination und Beweglichkeit), Entspannungsübungen und Meditationen (für die Seele). Bis heute. Und es hat immer gut getan – Körper, Geist und Seele! Beim Thema Sport in der Krebstherapie wie auch bei anderen Erkrankungen kommt für mich immer nur ein ganzheitlicher Ansatz in Frage. Jeder Fall muss allerdings individuell betrachtet werden, und auch das Fitnesstraining sollte darauf ausgerichtet sein.

Sechs Fragen rund ums Krafttraining

1. Kann man auch ohne Geräte trainieren?
Ja. Sogar hocheffizient mit der maxxF-Methode (die Übungen und ein Trainingsplaner finden sich im Internet unter www.maxxf-online.de oder im Buch »MaxxF – das Super-Krafttraining« von Wend-Uwe Boeckh-Behrens, Rowohlt). Sie trainieren dabei nur mit dem eigenen Körpergewicht. So können Sie zum Beispiel den Liegestütz individuell abwandeln (abstützen mit den Knien), damit er leichter zu absolvieren ist – ganz nach den eigenen Kraftressourcen. Bestimmte Yogaübungen sind übrigens auch echte Kraftspender und trainieren alle Muskelgruppen.

2. Ist Krafttraining ein Allheilmittel?
Das ist es sicher nicht. Um fit zu werden und zu bleiben, muss man auch Ausdauertraining machen und abspecken. Dazu gehört anfangs eine unterkalorische Ernährung bei gleichzeitigem Training. Mit anderen Worten: Der Körper verbrennt mehr Energie, als er zugeführt bekommt. Nur so schmelzen Sie Körperfett ein.
3. Lässt sich damit gezielt Bauchfett abbauen?
Es gibt kein sogenanntes »Spot reducing«, denn Körperfett ist wie ein System angelegt. Es nimmt nicht an einer bestimmten Stelle ab, sondern überall gleichzeitig – entsprechend dem individuellen genetischen Profil. Es kann aber auch sein, dass gerade das Bauchfett dabei am wenigsten schrumpft.
4. Worauf muss man beim Training besonders achten?
Einzig Arm-, Bauch- oder Rückenmuskeln zu stählen reicht bei weitem nicht aus, um einen optimalen anabolen Schub für Fettverbrennung und Muskelzuwachs auszulösen. Am besten ist ein kontinuierliches, leichtes Rundum-Training.
5. Welche Rolle spielt die Ernährung?
Eine ganz wichtige. Zu viele Kalorien und Kohlenhydrate vor allem am Abend lassen den Insulinspiegel steigen, wodurch weniger Körperfett verbrannt werden kann. Neue Studien aus den USA zeigen außerdem, dass es darauf ankommt, zu welchem Zeitpunkt man isst. Die sogenannte »anabolic phase« ist demnach bis 45 Minuten nach dem Training wirksam. In dieser Zeit sehnen sich die Muskeln nach einer Mixtur aus Eiweiß und Kohlenhydraten.
6. Wachsen Muskeln bei allen Menschen gleich?
Nein, das ist kein Selbstläufer. Es gibt Ausdauertypen, die nur wenig an Muskelmasse zulegen; und dann gibt es die Kraftathleten, die nur ein paar Liegestütze machen müssen, schon wachsen die Muskeln. Alles eine Sache der Gene, des Trainings und der Ernährung.

Wichtig: Holen Sie sich vor Trainingsbeginn ärztlichen Rat ein und lassen Sie sich in der Anfangszeit von Experten betreuen. Bundesweit stehen derzeit 24 vom Deutschen Olympischen Sportbund (DOSB) lizenzierte sportmedizinische Untersuchungszentren zur Verfügung (Infos: www.dosb.de/de/leistungssport/sportmedizin-sportphysiotherapie).

Fitnesstraining für Einsteiger

Das will vor allem in der Anfangszeit geplant sein, denn Frusterlebnisse können so manchem schnell die Motivation rauben. Wer mit dem Joggen anfängt, sollte sich deshalb nicht zu hohe Ziele setzen. Gleich 30 Minuten am Stück durchzulaufen wird nicht jedem gelingen. Besonders empfehlenswert ist das vom Deutschen Lauftherapie-Zentrum (www.lauftherapiezentrum.de) entwickelte Standardprogramm, das jedem sportlichen Neueinsteiger einen möglichst stressfreien Übergang in ein bewegteres Leben ermöglicht.
Das Programm besteht aus einem Wechselspiel zwischen Laufen und Gehen und sollte jeden Wochentag absolviert werden, wobei die Laufumfänge kontinuierlich von Woche zu Woche gesteigert werden. Anschließend lässt sich das Training dann nach eigenen Bedürfnissen gestalten. Ideal ist es, wenn Sie parallel dazu an zwei Tagen in der Woche noch ein kurzes zehnminütiges Krafttraining für die wichtigen Muskelgruppen durchführen – zum Beispiel nach der MaxxF-Methode (siehe Kasten »Sechs Fragen rund ums Krafttraining«, Seite 120).

Standardprogramm für Neueinsteiger	
1. Woche:	7-mal 1 min Laufen (L), zwischen den Laufphasen jeweils 2 min Gehen (G)
2. Woche:	10-mal 1min L, zwischen den Laufphasen jeweils 1 min G
3. Woche:	7-mal 2 min L, zwischen den Laufphasen jeweils 1. min G
4. Woche:	5-mal 3 min L, zwischen den Laufphasen jeweils 1 min G

5. Woche:	4-mal 4 min L, zwischen den Laufphasen jeweils 1 min G
6. Woche:	3-mal 5 min L, zwischen den Laufphasen jeweils 1 min G
7. Woche:	3-mal 6 min L, zwischen den Laufphasen jeweils 1 min G
8. Woche:	2-mal 8 min L, zwischen den Laufphasen jeweils 1 min G, anschließend 3 min L, 1 min G
9. Woche:	2-mal 12 min L, zwischen den Laufphasen jeweils 1 min G
10. Woche:	20 min L, 3 min G
11. Woche:	2-mal 18 min L, zwischen den Laufphasen jeweils 1 min G
12. Woche:	30 min L
Ab jetzt sind Sie im Training und können die Belastungen je nach Lust und Laune steigern!	

Entspannung für Körper und Seele

Steigende Anforderungen im Job, Angst vor Arbeitslosigkeit, finanzielle Sorgen, Überforderung, Zeitnot, Krankheit – alles Faktoren, die unseren Körper tagtäglich unter Stress setzen. An Ruhe und Entspannung ist nicht zu denken. Doch wer angespannt ist oder verspannt, kann seine Kraft schlechter nutzen und ermüdet auch schneller. Unser Immunsystem ist anfälliger, Verspannungen blockieren regelrecht unser Denken und machen uns unbeweglich. Deshalb sollte der Organismus regelmäßig entstressen. Gerade bei chronischen Erkrankungen wie Krebs, Multipler Sklerose oder Migräne lastet zusätzlich enormer psychischer Druck auf den Patienten. Neben Therapiestress kommen Sorgen und Ängste dazu. Das macht Entspannung auf den ersten Blick nahezu unmöglich. Doch Stressbewältigung lässt sich lernen und wird immer wichtiger, damit Therapien optimal und damit noch effizienter wirken können. Patienten haben hier die Möglichkeit, selber Dinge auszuprobieren und deren Wirkungen nachzuspüren.

Die wichtigsten Stress-Symptome*

Nervosität 59 %
Müdigkeit 51 %
Schlaflosigkeit/zu viel Schlaf 56 %
Keine Energie 55 %
Kopfschmerzen 46 %
Muskelverspannungen 48 %
Verdauungsbeschwerden 32 %
Enge im Brustkorb/Atembeschwerden 26 %
Weniger Lust auf Sex 23 %

* in Prozent (Quelle: American Psychological Association)

Was den Körper unter Druck setzt

Wie unterschiedlich sich Stressreize auch auswirken, die Reaktion läuft bei allen Menschen immer wieder nach dem gleichen Muster ab. In brenzligen Situationen macht der Körper mobil – wie zu Urzeiten, als wir noch Jäger und Sammler waren und Gefahren durch wilde Tiere drohten. In Sekundenschnelle werden zur Verteidigung oder zur Flucht gewaltige Kräfte mobilisiert. Ein Reflex der Evolution, der uns bis heute erhalten geblieben und im Erbgut gespeichert ist. Dieser Überlebensreflex steuert uns heute genauso effektiv wie vor Tausenden von Jahren. Immer nach der Devise: kämpfen oder fliehen.

Dazu greift der Körper auf ein feinabgestimmtes Notprogramm zurück. In der ersten Phase werden über das Nebennierenmark (Medulla) die Hormone Adrenalin und Noradrenalin ausgeschüttet, die für die Generalmobilmachung im Körper sorgen. Das Herz schlägt schneller und versorgt die Muskeln mit mehr Sauerstoff. Der Blutdruck steigt. Gleichzeitig werden die Energiereserven wie Zucker und Fett angegriffen, und der Körper fährt alles andere herunter, was jetzt noch unnötig Energie verbraucht. Er blockiert die Verdauung, den Sexualtrieb, das

Wachstum. Alle Kraft steht jetzt zur Verfügung. In Stresssituationen funktioniert dieses Muster immer noch perfekt. Zum klassischen Ablauf gehört allerdings, dass wir uns nach der Bewältigung der Krise wieder erholen können. Der Körper schaltet sofort auf Normalfunktion um. Wir spüren eine tiefe, wohlige Müdigkeit in uns aufsteigen, können uns ausruhen und total relaxen. Diesen »Eustress« empfinden wir als angenehm. Körper, Geist und Seele kommen ins Gleichgewicht.

Gelingt das aber nicht, bleibt der Kortisolspiegel im Blut weiterhin hoch. Im Körper herrscht Daueralarm. Dieser »Disstress« wird als unangenehm empfunden, weil jetzt die notwendige Erholungsphase fehlt. Man fühlt sich angespannt, nervös, bedroht und ist nach kurzer Zeit komplett erschöpft, so dass der Überlebensreflex nicht mehr funktioniert. Der Stress wütet ungehemmt, und der Körper antwortet auf seine Weise. Die Folgen des hormonalen Ausnahmezustands sind komplex und schädigen die Gesundheit psychisch wie physisch:

- Unkonzentriertheit, Vergesslichkeit
- Alpträume, Depression
- Unsicherheit, Nervosität, Apathie
- Muskelverspannungen, Bandscheibenprobleme
- Migräne
- Herpes, Gürtelrose, Allergien
- Entzündungen, Schweißausbrüche, Schwächung des Immunsystems
- Diabetes
- Bluthochdruck, Arteriosklerose, Kreislaufstörungen, Herzrasen, erhöhtes Infarktrisiko
- Reizmagen, Koliken, Magengeschwüre, Durchfall
- erektile Dysfunktion, Potenz- und Libidoverlust

13 SOS-Tipps für den Stressabbau

Was uns heute im Überlebensprogramm fehlt, ist die Fähigkeit, Stress psychisch zu verarbeiten, um für die Herausforderungen etwa durch Krankheit oder des modernen Alltags gewappnet zu sein. Wer seine

Ziele dem eigenen Lebensstil anpasst und mit den eigenen Fähigkeiten in Einklang bringt, überfordert sich nicht mehr und befindet sich auf dem richtigen Weg, denn eine zeitgemäße Stressbewältigung lässt sich lernen. Sport, Entspannungsmethoden, aber auch Arbeitstechniken helfen dabei:

1. Sofortmaßnahmen

Akute Stress-Situationen meistern Sie durch das Einlegen einer Pause. Oder Sie verdrängen das, was den Stress verursacht, für eine kurze Zeit aus Ihren Gedanken (»Wahrnehmungslenkung«). Dabei fokussieren Sie Ihre ganze Konzentration auf ein äußeres oder inneres Bild. Sie werden sehen, wie die Gedankenflut zum Ende kommt und Sie neue innere Ruhe finden.

2. Aktive Entspannung mit Yoga

Langfristig wie auch bei akutem Stress sinnvoll. Bei Yoga wechseln Muskelbelastung und Entspannung ab. Atemtechniken befreien von Druckgefühlen im Brustkorb und machen den Kopf frei. Yoga habe ich über die Jahre als eine wirkliche Bereicherung erlebt. Die variantenreichen Übungen hielten mich in jeder Beziehung fit, aber auch nur dann, wenn die anderen Yogaebenen wie Meditation, Konzentration und Ernährung hinzukommen, denn Yoga ist ein komplexes System. In der Rehabilitation und Nachsorge sicher sehr empfehlenswert. Yoga stärkt das Vertrauen in sich und den eigenen Körper. Volkshochschulen und Fitnesscenter bieten Einsteigerkurse an.

3. Autogenes Training

Beim Autogenen Training konzentriert man sich auf bestimmte Regionen des Körpers sowie auf Empfindungen wie Entspannung oder Schwere. Diese Art der Autosuggestion hat messbaren Einfluss auf das Immunsystem. Man muss diese Technik aber regelrecht lernen und trainieren – anfangs am besten mit einem erfahrenen Therapeuten. Die Übungen bestehen aus kurzen formelhaften Vorstellungen, die sich der Übende konzentriert mehrere Male im Geiste vorsagt. Man konzentriert sich etwa auf den Atem, den Körper, ein Gefühl der Schwere oder

Wärme. Mehr nicht. Tiefe innere Ruhe ist das Ergebnis. Wenn Sie etwas Übung haben, können Sie damit überall und ohne besondere Hilfsmittel wirkungsvoll Stress bekämpfen.

4. Meditation

Bei der Meditation soll der Kopf komplett abschalten. Das gelingt leider nicht gleich, wenn Stressgedanken das Hirn martern. Körperreisen helfen, die Konzentration beispielsweise auf bestimmte Organe zu lenken. Bei der Gehmeditation fokussiert sich die ganze Aufmerksamkeit auf den langsamen Bewegungsablauf und das Nachspüren des Bodenkontakts. Nach einiger Zeit vergessen Sie Ihren Stress und befinden sich in einer anderen Welt. Übung macht den Meister. Buddhistische Zentren, aber auch Fitnessclubs bieten inzwischen solche Kurse an. Unbedingt zu empfehlen.

5. Tai-Chi

Dabei handelt es sich um ein traditionelles chinesisches System von Übungen, das auf der Philosophie des Taoismus, dem Yin und Yang, beruht, jenen polaren Gegensätzen, die Ausdruck von Lebenskraft und Energie (bei den Chinesen Chi genannt) sind. Tai-Chi wird oft als Gesundheitsgymnastik bezeichnet, ist aber mehr als das. Die Wirkung der Bewegungen beschränkt sich nicht allein auf den Körper, sondern erfasst den Menschen als Ganzes. Die Konzentration auf die Übung, die im Einklang mit der Atmung, dem Fließen der Energie und der Bewegung stattfinden muss, stärkt die geistigen Kräfte und entspannt Körper und Geist. Bei regelmäßiger Übung wurden positive Auswirkungen auf die Gesundheit und das Wohlbefinden festgestellt. Die langsamen, gleichmäßigen Bewegungen, die sowohl nach rechts wie nach links ausgeführt werden, erzielen nachweislich positive gesundheitliche Effekte. In der Nachsorge durchaus sinnvoll. Infos: www.tai-chi.de oder www.tai-chi-zentrum.de.

6. Progressive Muskelentspannung nach Jacobson

Man lernt dabei, alle Muskelgruppen dadurch bewusst wahrzunehmen, dass man sie nacheinander anspannt und wieder entspannt. Der Körper relaxt total. Es empfiehlt sich, die Methode im Fitnessclub, in der Volkshochschule oder beim Heilpraktiker zu erlernen. Danach können Sie zu Hause alleine damit arbeiten.

7. Imagination

Sie stellen sich einen lichtdurchfluteten blauen Mantel vor, der Sie komplett umhüllt und schützt. Vor der Präsentation, vor der Konferenz oder vor dem Gespräch beim Chef hilft diese Vorstellung. Sie fühlen sich stark, nichts kommt an Sie heran, weil alles an der schützenden Hülle abprallt. So kann Stress erst gar nicht entstehen. Ziehen Sie sich vor einem Termin in eine ruhige Ecke zurück und konzentrieren Sie sich auf die Vorstellungswelt.

8. Mantra, Hexameter und klassische Musik

Das ruhige, stetige Wiederholen von Mantras (»Om«) baut Stress ab, wie mehrere Studien inzwischen belegen. Auch das Lesen von Hexametern – Versen in jenem altgriechischen Maß, das aus sechs gleichen Metren besteht – hat ähnliche Wirkung. Dass klassische Musik die Hirnströme beruhigt, ist für Neurowissenschaftler eigentlich ein alter Hut, aber sehr effektiv bei Stress. Unbewusst beeinflussen Rhythmus, Melodie und Klang den Atem und den Herzschlag. Nach einer US-amerikanischen Studie der Universität von Kalifornien in San Diego beruhigt klassische Musik zudem mehr als Jazz (oder absolute Ruhe). Nur ausprobieren hilft!

9. Richtiges Atmen

Die tiefe Bauchatmung ist ein wirkungsvoller Stresskiller. Legen Sie sich flach auf den Boden. Die Hände liegen übereinander auf dem Bauch. Sie atmen langsam und ganz tief in den Bauch, halten einige Sekunden den Atem an und atmen dann langsam wieder aus. 10 bis 20 Wiederholungen.

10. Konzentration auf das Wesentliche

Stress im Job ist oft die Folge einer mangelnden inneren Organisation. Die Gedanken kreisen um all das, was man noch erledigen muss. Die

Folge: Nichts passiert, man ist wie gelähmt, und der Stress wird noch größer. Arbeiten Sie alle Aufgaben wie an einer Perlenschnur ab. Konzentrieren Sie sich auf das, was gerade auf Ihrem Schreibtisch liegt.

11. Beziehungen pflegen

Studien der Universität Tokio zeigen, dass soziale Kontakte ganz massiv Stress reduzieren, weil die Aufmerksamkeit auf andere Dinge und Personen gelenkt wird. Treffen Sie sich mit alten Freunden, Verwandten oder Nachbarn. Je offener Sie sich zeigen, desto wirkungsvoller ist auch der Stressabbau.

12. Orangensaft

In einer Studie der Universität von Alabama/USA fanden Forscher heraus, dass das Vitamin C im Orangensaft die Ausschüttung von Stresshormonen stoppt. Tägliche Vitamin-C-Gaben sollen das Immunsystem aktivieren und die Stressresistenz fördern. Täglich 500 Milligramm, so die Wissenschaftler, reichen aus. Allerdings ist das die fünffache Menge der Tagesdosis, die von der Deutschen Gesellschaft für Ernährung (DGE) empfohlen wird. Vor Einnahme unbedingt den Arzt fragen!

13. Ein tierischer Freund

Ein Hund bereitet nicht nur viel Freude, er stellt für seinen Besitzer und dessen Familie eine Bereicherung dar und ist nebenbei auch ein wichtiger Gesundheitsfaktor. Die zusätzliche Bewegung durch das mehrfache tägliche Gassigehen, das Streicheln des Fells und das tägliche Umsorgen des tierischen Begleiters haben viele positive Auswirkungen. In unzähligen Studien wurde nachgewiesen, dass bei Frauchen oder Herrchen der Blutdruck um knapp zehn Prozent sinkt und selbst Stress schnell von ihr/ihm abfällt. Ähnliches wurde bei Katzen- und Pferdebesitzern beobachtet. In der Fokussierung auf den tierischen Freund sehen Wissenschaftler u. a. eine Ursache für den Stressabbau. Allerdings sollte das nicht der auslösende Grund für die Anschaffung eines Tiers sein, denn ein Tier benötigt viel Zeit und Zuwendung. Wenn Sie nicht bereit sind, diese aufzubringen, lassen Sie es lieber. Passt jedoch ein Tier in Ihr Lebensschema und wollen Sie sich und Ihrer Familie einen langgehegten Wunsch erfüllen, werden Sie viel Freude mit Ihrem tierischen Begleiter haben. So wie ich mit meiner Hündin »Gina«, die mir mittlerweile seit elf Jahren durch Höhen und Tiefen treu durchs Leben folgt. Eine Erfahrung, die ich um nichts auf der Welt missen möchte und für die ich ihr sehr dankbar bin!

Stress: Zahlen, Daten, Fakten

- 32 Jahre können wir aufgrund von Stress voraltern.
- 68 Prozent des Risikos für Herz-Kreislauf-Beschwerden gehen auf Stress zurück.
- 80 Prozent aller Rückenbeschwerden werden durch Stress im Job verursacht.
- 53 Prozent aller Eltern leiden unter Stress, aber nur 44 Prozent der Paare ohne Kinder.
- 30 Prozent der Stressreaktionen werden durch unsere Gene bestimmt.
- 21 Prozent regelmäßiger Fastfood-Esser haben einen erhöhten Stresslevel.
- Um 20 Prozent steigt bei Männern das Diabetesrisiko durch Dauerstress.
- 40 Prozent der Männer ertränken Stresssymptome mit Alkohol.
- 20 Milliarden Euro kostet in Europa die Behandlung unmittelbarer Stressfolgen. Von den Folgekosten durch schwere und chronische Herz-Kreislauf-Leiden, Depressionen und Krebs, durch Arbeitsausfälle und Frühverrentung ganz zu schweigen.
- Bei Männern streikt unter Stress oft das Herz, bei Frauen die Psyche.

Alternative Methoden – Chancen und Risiken

Mehr als 80 Prozent der Deutschen halten alternative Heilmethoden für grundsätzlich positiv. Ehrlich gesagt, geht es mir ähnlich, zumal ich über die Jahre besonders gute Erfahrungen mit solchen Therapien gesammelt habe und ihnen am Ende auf die eine oder andere Weise meine Heilung verdanke. Viele ähnliche Beispiele zeigen, dass es neben der Schulmedizin noch eine andere Wirklichkeit gibt, die wahrzunehmen sich lohnen kann. Heute vielleicht sogar mehr denn je!
Allerdings wird manchem Interessierten die Entscheidung nicht leichtgemacht. Alternative Heilmethoden genießen seitens der Schulmedizin und Naturwissenschaften keinen guten Ruf, gelten oft als wirkungs- und damit bedeutungslos. Mit solchen – wissenschaftlich durchaus berechtigten – Vorbehalten musste ich schon damals leben. Wie so viele andere auch: Über die Hälfte der Krebspatienten in Europa entscheiden sich dennoch neben der üblichen schulmedizinischen Behandlung für alternative und/oder ergänzende Therapieverfahren. Doch was treibt all diese Menschen dazu? Ich habe mich das oft gefragt, und auch, was wohl der Grund dafür war, dass ich mich solchen Therapien anvertraut habe – trotz ungesicherter Faktenlage und trotz meiner sehr positiv geprägten Einstellung zu Wissenschaft und Schulmedizin im Besonderen. War es die Angst, die Hilflosigkeit, das Ausgeliefertsein in einem kalten Medizinbetrieb mit geringer Betreuungsqualität? Oder war es das oft tiefempfundene Gefühl der Anteilnahme und die besondere Art menschlicher Zuwendung, die einem von Therapeuten, Helfern und Heilern der Alternativmedizin zuteilwurde? Oder war es nur die Angst vor massiven Nebenwirkungen der schulmedizinischen Therapien, die mich in die Arme selbsternannter Heiler trieb? Oder nur Neugier? Oder Unwissenheit vor den Risiken, auf die ich mich einlasse? Sicher war es von allem etwas. In erster Linie aber war es wichtig, dass ich als Mensch mit Körper, Geist und Seele wahrgenommen wurde. Dieser holistische

Ansatz vieler alternativer Methoden hatte mich am Ende überzeugt, denn das Krankheitsgeschehen bei Krebs und vielen anderen chronischen Erkrankungen ist nach meinem Verständnis viel zu komplex, um es nur auf ein paar wenige biologische Parameter zu beschränken.
Dennoch sollte man alternativen Methoden durchaus kritisch gegenüberstehen. Bei den meisten Therapien – und das ist das größte Manko – fehlt es nach wie vor an einer wissenschaftlich ernstzunehmenden Grundlage. Das macht sie angreifbar, und das ist am Ende schade, weil viel Heilpotenzial schlicht verpufft. Es gebe eindeutig erhebliche Defizite in diesem Forschungsfeld, beklagt etwa der Essener Mediziner Gustav Dobos, Inhaber des einzigen Lehrstuhls für Naturheilkunde in Deutschland. Das erlaube aber nicht den Schluss, ergänzt er, dass naturheilkundliche Verfahren grundsätzlich unwirksam seien.
Schließlich muss das selbst auch die Schulmedizin erkennen. Alternative Therapien wie Akupunktur und Chirotherapie dringen unaufhaltsam in den akademischen Elfenbeinturm vor. So wurde die Wirksamkeit der Akupunktur bei Kopfschmerzen, Arthrose im Knie oder chronischen Rückenschmerzen in vielen Studien bestätigt. Zur Misteltherapie beispielsweise liegen inzwischen einige Studien vor, doch nach wie vor streiten sich die Experten über deren Aussagekraft. Im Rahmen einer evidenzbasierten Medizin hat naturgemäß eine Erfahrungsmedizin immer schlechte Karten. Vor Jahren war sie deshalb noch in der Krebstherapie verpönt. Inzwischen hat auch sie sich ihren Platz in Kliniken erobert, auch auf Drängen der Patienten. Oder der indische Weihrauch (Boswellia serrata), der im Ayurveda seit Jahrhunderten in der Therapie von entzündlichen Erkrankungen und Nervenleiden zum Einsatz kommt. Erst Mitte der 1990er Jahre gelang der aufsehenerregende Nachweis des Wirkprinzips der Boswellia-Säuren bei Hirntumoren. Heute ist Weihrauch ein fester Bestandteil der ganzheitlichen Krebstherapie. Oder die Hyperthermie: Früher als »künstliches« Fieber in der Behandlung eingesetzt, hat die Schulmedizin das Verfahren für die Anwendung in der Krebstherapie weiterentwickelt. Oder Kunst-, Tanz- und Bewegungstherapien – in der anthroposophischen Krebstherapie seit Jahrzehnten ein wichtiger Bestandteil – sind mittlerweile sogar in den Behandlungskonzepten von Tumorkliniken angekommen.

Die Beispiele zeigen, dass auch die Schulmedizin von alternativer Medizin lernen kann. Und umgekehrt. Am Ende profitieren die Patienten. Grabenkriege, wie sie in den vergangenen Jahren immer wieder geführt wurden, sind in einer sich am Erfolg orientierenden Wissensgesellschaft fehl am Platz. Studien zeigen, dass Patienten solche Verfahren nicht als Alternative, sondern eher als Ergänzung zur Schulmedizin sehen. Als wesentlicher Antrieb gilt dabei der Wunsch, selbst etwas zur Heilung beizutragen, über unkonventionelle Therapien ein Verständnis der eigenen Erkrankung zu erlangen sowie – ganz wichtig – die eigene Autonomie aufrechtzuerhalten. Eine kanadische Untersuchung belegt zudem, dass Patienten, die ergänzende Therapien zur Schulmedizin wahrnehmen, auch über eine höhere Lebensqualität verfügen. Das allein halte ich schon für einen wesentlichen Faktor, der bei mancher schulmedizinischen »Übertherapie« verlorengeht und bei vielen Ärzten leider keine Rolle spielt.

Andere Wege der Krebstherapie

Misteltherapie: Eine Behandlungsmethode der anthroposophischen Medizin, die ihre Stärken besitzt und parallel zu schulmedizinischen Therapiekonzepten durchaus sinnvoll ist. Die Steigerung der Lebensqualität, die damit verbundene psychische Stabilisation sowie die tumorhemmenden Eigenschaften stehen im Vordergrund der Mistelbehandlung. Die Nebenwirkungen einer Chemo- oder Strahlentherapie lassen sich damit ebenfalls reduzieren. Auch zur Vorbeugung ist eine Mistelbehandlung sehr empfehlenswert. Die Qualität dieser unkonventionellen Therapie hängt allerdings stark von der Erfahrung und vom Einfühlungsvermögen des Arztes ab. Durch die Mistel werden gestörte Körpertemperaturrhythmen, die als Ursache für viele Krankheiten und insbesondere für Krebs gelten, wieder reguliert. Unterstützend können hier auch Eurhythmie, eine besondere Form rhythmischer Bewegungstherapie, sowie Kunst- und Musiktherapie eingesetzt werden.

Homöopathie: Die Methode bleibt umstritten, da ihre Wirkung nach wissenschaftlichen Standards nicht nachgewiesen ist. Aber was bedeutet das schon, wenn man um das Überleben kämpft und jede Chance ergreift, die Hilfe verspricht? Sie kann eine exzellente Begleittherapie darstellen. Behandlungsbeginn ist bereits vor der Operation, aber auch während der Chemo- oder Strahlentherapie noch möglich. Homöopathische Arzneien können die Lebensqualität verbessern, Schmerzen lindern und sich positiv auf die Gemütslage der Patienten auswirken – und zu tiefgreifenden positiven Veränderungen im seelischen Bereich führen. Allerdings wird kein seriöser Homöopath von schulmedizinischen Therapiekonzepten abraten und Ihre Gesundheit dadurch gefährden!

Traditionelle Chinesische Medizin (TCM): Viele Verfahren – von Akupunktur bis zum Einsatz von Heilkräutern – werden oft begleitend in der Krebstherapie eingesetzt. Akupunktur kann die Nebenwirkungen einer Chemotherapie lindern und Schmerzen reduzieren. Allerdings korrespondiert die Qualität der Versorgung eng mit der Professionalität des Behandlers. Krebspatienten sollten von Anfängern unbedingt die Finger lassen! Die TCM ersetzt keine schulmedizinische Therapie, aber das will sie auch nicht.

Ayurveda: Authentisches Ayurveda – und nicht die verwestlichte Wellnessvariante – ist die perfekte Therapieergänzung nach konventioneller schulmedizinischer Behandlung. Es gibt nichts Vergleichbares, das besser entgiftet (hier insbesondere die Panchakarma-Kur) – vor allem nach Chemo- oder Strahlentherapie. Ayurveda spendet neue Lebenskraft und erneuert Körper wie Geist rundum. In der Krebstherapie verzeichnet Ayurveda einige ernstzunehmende Erfolge, die aber noch weiter wissenschaftlich ausgewertet werden müssen. Allerdings hängen sie stark von den Erfahrungen und dem über viele Generationen tradierten Heilkräuter-Geheimwissen des ayurvedischen Arztes ab, das nur in den Ursprungsländern Indien und Sri Lanka entsprechend vorhanden ist. Auch bei anderen chronischen Erkrankungen zeigt die Kombination aus Entgiftung, Heilkräutern, Ernährungsumstellung, Yoga und Meditation phänomenale Erfolge, wie z. B. bei Rheuma.

Enzyme: Sie werden aus der Ananas oder Papaya gewonnen und sollen die entarteten Zellen für das Immunsystem angreifbar machen. Daneben kommen Enzyme tierischen Ursprungs zum Einsatz, wie Trypsin oder Pankreatin aus der Bauchspeicheldrüse, oder Enzyme auf Basis von Schlangengiften. Sie können nach Ansicht von Experten in jeder Phase der Erkrankung helfen, auch um die Nebenwirkungen von Strahlen- und Chemotherapie zu mildern. Allerdings steht ein eindeutiger wissenschaftlicher Nachweis bis heute aus. Die Schulmedizin widmet sich immer stärker der Enzymforschung (Tyrosin- und Proteinkinasen).

Optimale Behandlung: Worauf Sie als Patient achten sollten

Wenn man krank wird, greifen Ärzte gerne schnell zu Allzweckwaffen. Das erleichtert ihnen einerseits die Arbeit, andererseits müssen sie sich nicht lange mit dem Patienten beschäftigen. Außerdem können sie sich des Erfolgs ihrer Therapie scheinbar sicher sein. Über mögliche Folgewirkungen wird selten nachgedacht, oder sie werden einfach negiert und als Ammenmärchen abgetan. Antibiotika gibt es dann für fast jeden kleinen Infekt, Statine bei erhöhten Blutfettwerten und Kortison bei jedem kleinen Hautproblem. Dabei stehen viele Mittel aus dem Bereich der alternativen Medizin zur Verfügung, die genauso gut helfen können und nebenbei die Folgen schulmedizinischer Behandlungen abpuffern. Die Mistel beispielsweise lindert die Folgen von Chemo- und Strahlentherapie, kann aber auch selber tiefgreifend wirken. Heilpflanzen aus dem Ayurveda können wiederum bei Diabetes helfen, den Blutzuckerspiegel stabilisieren oder dazu beitragen, dass sich die krebstypischen Ödeme bei Hirntumoren zurückbilden. Akupunktur aus der TCM hat Einfluss auf Kopfschmerzen, und durch vernünftige Ernährung können wir selber unsere Blutfette regulieren, ohne dass es massiver Chemiecocktails bedarf.

Was die Schulmedizin an Lösungen bietet und welche Möglichkeiten die alternative Medizin bereithält, habe ich für 20 weitverbreitete Erkrankungen – die meisten davon in irgendeiner Form chronisch – hier aufgelistet. Doch alles funktioniert nur, wenn der Patient aktiv mitmacht und bereit ist, Veränderungen und Einschnitte in seinem Lebensstil vorzunehmen sowie sich bestimmten Therapien und vielleicht auch neuen Verfahren zu öffnen.

Allergien

Rund 25 Millionen Menschen leiden hierzulande darunter. Neben Heuschnupfen, Hausstaubmilben-, Tierhaar- und Lebensmittelallergie zählen Asthma bronchiale und Neurodermitis zu den häufigsten Allergien. Unter der Erkrankung versteht man eine übersteigerte Reaktion des Immunsystems auf eine oder mehrere Substanzen, die sogenannten Allergene. Umweltverschmutzung und der veränderte, naturferne Lebensstil gelten u. a. als Gründe für die rasante Zunahme dieser Erkrankung.

Diagnose: Bei Heuschnupfen schwellen die Schleimhäute an, und es kommt zu erkältungsähnlichen Symptomen wie laufende Nase, tränende Augen, belegte Stimme bis hin zu Atemnot. Unbehandelt, kann sich daraus ein Asthma bronchiale entwickeln. Andere Allergene sorgen für Hautausschläge, beispielsweise nach Verzehr allergieauslösender Nahrungsmittel, oder es kann – wie nach Insektenstichen – zu einem allergischen Schock kommen.

Therapie: Bei Heuschnupfen möglichst frühzeitig behandeln. Bei heftigen Beschwerden sind Antihistaminika sinnvoll. Abschwellende Nasentropfen eigen sich für kurzfristige Anwendung. Neue Kortisonnasensprays führen hier nicht so schnell zu Schleimhaut-Schädigungen. Kortisonhaltige Salben helfen bei Ausschlägen. Mit einer Hyposensibilisierung lassen sich Allergien für etwa acht Jahre stoppen. Durch regelmäßige Injektion des Allergens in steigender Dosis oder als Lösung zum Einnehmen lernt das Immunsystem, den Auslöser wieder zu tolerieren. Die Erfolgsquote liegt bei Pollenallergien um die 80 Prozent, bei Hausstaubmilben bei 60 und bei Insektengiftallergien sogar bei 95 Prozent. Einziger Nachteil: Die Therapie kann zwischen drei und fünf Jahren dauern. Besonders gefährdete Allergiker sollten sich von einem Arzt ein Notfallset (Apotheke) verschreiben lassen und sich die Handhabung genau erklären lassen. Bei einem allergischen Schock, beispielsweise durch einen Insektenstich, ein Nahrungsmittel (Fische, Nüsse) oder ein bestimmtes Medikament kann diese Maßnahme lebensrettend sein. Das Set besteht aus einer Adrenalinspritze, einem Antihistaminikum zum Trinken sowie Kortison (Tabletten, Spray).

Alternativen: Es gibt auch Ansätze, eine Allergie mit der Naturheilkunde oder der Homöopathie in den Griff zu bekommen.

- So sollen die Inhaltsstoffe der Pestwurz (Petasites hybridus) nach einer Schweizer Studie ähnlich gut wirken wie Antihistaminika – nur mit weniger Nebenwirkungen. Bei Hautausschlägen und Juckreiz, wie sie beispielsweise bei Neurodermitis und allergischem Ekzem auftreten, haben sich Salben mit dem Wirkstoff des Mönchsköpfchens (Cardiospermum halicacabum), auch als Ballonpflanze bezeichnet, entweder als Begleit- oder sogar als Kortison-Ersatztherapie bewährt. Vor allem Kinder, so zeigen Studien, scheinen von dem Wirkstoff sehr zu profitieren. Das Indische Lungenkraut (Justicia adhatoda) wurde von ayurvedischen Ärzten bereits vor 3000 Jahren bei Tuberkuloseerkrankungen und Asthma eingesetzt. Seine Wirkstoffe erweitern bei Heuschnupfen die Bronchien und sind schleimlösend.
- Die Nasenspülung (Nasya) aus dem Ayurveda hilft bei allergischen Erkrankungen der Atemwege und bei Heuschnupfen. Je nach Krankheitsbild werden besondere Substanzen in die Nase eingeträufelt, was zu einem Reinigungsprozess in den Schleimhäuten führt. Täglich die Nase mit einer Salzwasserlösung zu spülen hilft ebenfalls. Die speziellen Kännchen (Neti) gibt es in der Apotheke oder im Onlineversand von ayurvedischen Produkten.
- In der Homöopathie wird bei Heuschnupfen und Asthma gern Allium cepa (Küchenzwiebel) oder Apis mellifica (Gift der Honigbiene) gegeben. Wird der Stoff, auf den der Patient allergisch reagiert, zudem in homöopathischer Dosis zur Konstitutionsbehandlung eingesetzt, zeigen sich beachtliche Behandlungserfolge. Über das genaue Mittel und die Potenzierungsstufe kann aber nur der Homöopath oder ein entsprechend ausgebildeter Arzt entscheiden. Keine Selbstmedikation!

Arteriosklerose

Arterienverkalkung gilt als der Risikofaktor u. a. für Herzinfarkt und Schlaganfall. In normalem Ausmaß gehört sie zwar zum Alterungsprozess dazu, doch Übergewicht, fettes Essen und wenig Bewegung können diesen Prozess massiv beschleunigen, so dass die Ablagerungen (Plaques) in den Adern lebensbedrohlich werden können. Dabei lagert sich immer mehr Fett in die Gefäßwände ein. Sie verkalken, verlieren ihre Elastizität, und der Gefäßdurchmesser wird zunehmend enger. Damit steigt die Gefahr, dass sich die Arterien verschließen.

Diagnose: Erst wenn 50 Prozent der Gefäße zugesetzt sind, bemerken die Betroffenen die Durchblutungsstörungen, beispielsweise durch Schmerzen beim Gehen oder Stehen (periphere arterielle Verschlusskrankheit der Beinarterien, PAVK), Engegefühl in der Brust (Angina Pectoris) oder zunehmende Vergesslichkeit. Regelmäßige Kontrolluntersuchungen der Hals- und Beinarterien mit dem Ultraschall sind deshalb sinnvoll. Damit können sehr genau Verengungen und Ablagerungen im Gefäß nachgewiesen und Krankheitsverläufe dokumentiert werden. Neue Geräte machen sogar die Struktur der Plaque sichtbar, was Hinweise auf entzündliche Prozesse liefert. Wichtig ist auch die Kontrolle von Cholesterin und Homocystein, die als Risikofaktoren gelten. Der CRP-Wert (C-reaktives Protein) gibt außerdem Aufschluss darüber, ob entzündliche Prozesse in der Arterienwand ablaufen – ein Hinweis auf Arteriosklerose bzw. Plaquebildung.

Therapie: Die Gabe von Acetylsalicylsäure (ASS, Aspirin) soll die Anlagerung von Blutplättchen an den Gefäßwänden verhindern. Statine (sogenannte Cholesterinsynthesehemmer) sollen helfen, den Cholesterinspiegel zu senken. Sie reduzieren zwar den LDL-Cholesterinspiegel signifikant und wirken indirekt entzündungshemmend auf instabile atherosklerotische Ablagerungen (Plaques), verursachen aber auch beträchtliche Nebenwirkungen: u. a. muskuläre Probleme, Leberschäden, Kopfschmerz, Übelkeit, Müdigkeit, Schlafstörungen, Sodbrennen, Gelenkschmerz oder Nervenschädigung.

Alternativen: Mit einer Lebensstiländerung ist oft mehr zu erreichen – bei höherer Lebensqualität. Heilfasten nach F. X. Mayr senkt die Blutfette in weit stärkerem Ausmaß, als es etwa Cholesterinsynthesehemmer wie die Statine vermögen. Gleiches gilt für eine ayurvedische Panchakarma-Reinigungskur. Neben einer Ernährungsumstellung mit viel Omega-3-Fettsäuren, Gemüse, Obst und hochwertigem Eiweiß (dafür weniger Kohlenhydrate, siehe Logi-Methode, Seite 105) sollte regelmäßig Ausdauersport (am besten fünfmal die Woche für 30 Minuten) betrieben werden. Das ist auch gleichzeitig die beste Vorsorge. Übrigens beugt auch frischer Knoblauch sehr wirkungsvoll Arteriosklerose vor (vier Gramm täglich; trinken Sie hinterher etwas Milch, das nimmt den unangenehmen Mundgeruch). Außerdem helfen homöopathische Mittel wie Barium carbonicum (Bariumcarbonat), Aurum jodatum (Goldjodid) oder Plumbum metallicum (Blei). Über das genaue Mittel und die Potenzierungsstufe kann aber nur der Homöopath oder ein entsprechend ausgebildeter Arzt entscheiden. Keine Selbstmedikation!

- Bei Angina Pectoris als Folge einer Arteriosklerose sorgen Akupunktur sowie die ayurvedischen Pflanzenheilmittel Abana und Terminalia arjuna für Linderung, die beide die Herzgefäße stärken und Cholesterin wie auch den Blutdruck senken können. Auch gut: Granatapfelextrakte.
- Zur Senkung des Cholesterinspiegels bei Gefäßverkalkung eignen sich neben dem Ballaststoff Guar (Cyamopsis tetragonoloba) auch Artischocke (Cynara scolymus), Omega-3-Fettsäuren (in fettem Fisch oder in Pillenform) oder rotes Reismehl. Bei Letzterem handelt es sich um eine Alternative zur Lipidregulation aus der Traditionellen Chinesischen Medizin – mit überragenden Wirkungen: Polierter Reis wird mit Monascuskulturen (Pilze) geimpft, wodurch ein Fermentationsprozess in Gang gesetzt wird. Die sogenannten Monacoline dämpfen die Cholesterinsynthese im Körper. Auch gut: Bockshornklee (Trigonella foenum-graecum) oder die Wirkstoffe des grünen Tees (Epigallocatechingallat, EGCG), die u. a. auch verschiedene Mechanismen des Krebsgeschehens hemmen.

Mein Tipp: Bei Arteriosklerose in den Halsarterien helfen Arteria carotis communis et sinus caroticus GL und Arnica/Aurum I. Beide Mittel gibt es als Ampullen. Dreimal die Woche jeweils den Inhalt einer Ampulle trinken oder unter die Bauchhaut (subkutan) spritzen. Vor Anwendung unbedingt den Arzt fragen!

Arthrose

Unter dem langsamen Abbau des Knorpelgewebes in den Gelenken leiden hierzulande fast elf Millionen Menschen. Besonders häufig betroffen sind Hüft-, Knie- und Handgelenke. Die Arthrose kann starke Schmerzen verursachen und damit die Lebensqualität massiv einschränken. Die Ursachen dieser Erkrankung sind bis heute noch nicht eindeutig geklärt. Neben einer genetischen Disposition können nach Ansicht von Wissenschaftlern u.a. auch Fehlhaltungen, Übergewicht und Stoffwechselstörungen die Ursache sein. Sobald die ersten Symptome aufgetreten sind, verschlimmern sich die Beschwerden meist rapide. Am Ende hilft oft nur noch ein künstliches Gelenk.

Diagnose: Wer nach längerer Ruhe sogenannte Anlaufschmerzen verspürt, Probleme beim Treppensteigen hat und unter Belastung ein Knirschen der Gelenke bemerkt, könnte unter Arthrose leiden. Im Röntgenbild lassen sich die Verschmälerung des Gelenkspalts und Knochenschwund im Endstadium sehr genau darstellen. Bei Verdacht auf Arthrose gehört Röntgen deshalb zur Standarddiagnostik. Die Magnetresonanztomographie (MRT) zeigt dagegen schon früh Schäden an Meniskus und Kreuzbändern im Knie oder Veränderungen in der Knochenstruktur. Sie wird deshalb gerne zur Frühdiagnose eingesetzt.

Therapie: Lokale Wärmeanwendungen und vor allem Bewegungsübungen verbessern die Durchblutung im Gelenk. Sportliche Aktivität dehnt die Muskulatur und stärkt sie, wodurch der Bewegungsapparat entlastet wird und sich die Schmerzen verringern. Antirheumatika helfen gegen Schmerzen, können aufgrund der Nebenwirkungen aber nicht lange eingenommen werden. Oft reichen normale Schmerzmittel (Paracetamol, Ibuprofen oder Diclofenac) aus. Bei akuten entzündlichen Prozessen wird Kortison direkt ins Gelenk gespritzt, die Wirkung hält maximal drei Monate an. Zum Knorpelschutz wird auch gerne Hyaluronsäure, ein Bestandteil der Gelenkschmiere, in das Gelenk gespritzt. Bei starken Schmerzen bleibt am Ende nur der Einsatz einer Gelenksprothese, deren Lebensdauer je nach Material bei ca. 15 Jahren liegt.

Alternativen: Abbau von Übergewicht entlastet die Gelenke. Und ganz besonders wichtig ist Bewegung. Je aktiver Arthrosepatienten sind, umso besser. Eine Ernährungsumstellung hilft ebenfalls, weil durch die sekundären Pflanzenstoffe zellschädigende freie Radikale eingedämmt und Reizzustände im Körper reduziert werden. Akupunktur führt in der Nähe des betroffenen Gelenks zu einer Aktivierung der Mikrozirkulation und damit zu einer verbesserten Versorgung des Gelenkknorpels. Durch die ayurvedische Panchakarma-Kur werden Giftstoffe ausgeleitet und die Abbauprozesse in den Gelenken reduziert oder sogar unterbrochen. Auch mit Grünlippmuschelextrakten, deren Substanzen der Körper zum Aufbau von Knorpelmasse benötigt, wurden Erfolge erzielt, wie auch mit der entzündungshemmenden Blutegeltherapie.

Augen

Die Zahlen sind enorm: 60 Prozent aller Nervenfasern in unserem Körper sind irgendwo mit dem optischen System verschaltet. 80 Prozent aller Lernvorgänge geschehen visuell. Unser Sehnerv besteht aus rund einer Million Nervenfasern, der Hörnerv zum Vergleich »nur« aus 40 000. Das Sehsystem beeinflusst unsere Bewusstseinslage, und Unwohlsein, Krankheit, Hormonschwankungen oder Stoffwechselstörungen können sich wiederum auf die Sehqualität auswirken. Es gibt viele Möglichkeiten, die Sehfähigkeit zu stärken, zu erhalten und notfalls zu verbessern.

Fehlsichtigkeit

Rund sechs Prozent der Deutschen tragen häufiger eine Brille zur Regulierung von Kurz- oder Weitsichtigkeit, aber auch Stabsichtigkeit (Astigmatismus). Weitere 2,5 Millionen Menschen benutzen Kontaktlinsen. Mit Laseroperationen lässt sich eine Fehlsichtigkeit meist ausgleichen.

Diagnose: Ab dem 40. Lebensjahr alle zwei Jahre zum Augencheck.

Therapie: Wer zur Nah- und Fernsicht nicht ständig die Brillen wechseln will, greift zur Gleitsichtbrille. Allerdings sind deren Gläser meist größer als bei üblichen Brillen und passen nicht auf kleinere, modische Gestelle.
Kontaktlinsen: Die Sauerstoffdurchlässigkeit ist wichtig für den Tragekomfort und hat sich in den letzten Jahren bei harten Kontaktlinsen konstant verbessert. Der größte Vorteil gegenüber einer Brille und weichen Linsen liegt darin, dass Hornhautverkrümmungen und -kegelbildungen besser korrigiert werden können. Außerdem sind sie einfacher einzusetzen als weiche Kontaktlinsen. Sie sind sehr lange haltbar, und die Pflege ist unkomplizierter als bei weichen Linsen. Sie können länger ununterbrochen getragen werden.
Weiche Kontaktlinsen sind als Tages-, Wochen-, Zweiwochen-, Monats- und Jahreslinsen erhältlich. Sie bestehen zu etwa 75 Prozent aus Wasser und werden aus einer besonders weichen Kunststoffsubstanz gefertigt – wichtig für den Tragekomfort. Das Sichtfeld bleibt bis zum Rand hin scharf, das ermöglicht ein vergrößertes Gesichtsfeld. Dadurch eignen sie sich besonders für sportliche Aktivitäten. Bei unzureichendem Tränenfilm verursachen weiche Linsen allerdings Probleme, was sogar zu Schädigungen am Auge führen kann. Diese treten bei weichen Kontaktlinsen häufiger auf und entstehen durch Ernährungsstörungen, Ablagerungen auf der Linse durch unsachgemäße Pflege, Sauerstoffmangel oder Schadstoffe im Wasseranteil der Linse. Auch speichern weiche Kontaktlinsen leichter Umweltgifte aus Abgasen, Bestandteilen der Reinigungsflüssigkeit oder Konservierungsmitteln. Inzwischen gibt es weiche Kontaktlinsen, die weniger Reinigungsaufwand erfordern und

über Nacht im Auge verbleiben können. Sie sind allerdings teurer als andere Kontaktlinsen und haben eine geringere Haltbarkeit. Mittlerweile sind auch Kontaktlinsen verfügbar, die ähnlich wie Gleitsichtbrillen alle Sehbereiche abdecken.

Operation: Die LASIK-Methode (Laser In Situ Keratomileusis) wurde bereits millionenfach eingesetzt und gilt als anerkanntes Verfahren zur Korrektur von Kurzsichtigkeit, Weitsichtigkeit und Hornhautverkrümmung. Mit einem Laser werden dabei feinste Veränderungen an der Krümmung der Hornhaut vorgenommen. Sie wird ambulant durchgeführt und dauert nur wenige Minuten. Dank lokal betäubender Augentropfen ist der Eingriff völlig schmerzfrei. Bereits nach einigen Stunden wird wieder ein gutes Sehvermögen erreicht. Folgende Arten der Fehlsichtigkeit können korrigiert werden: Kurzsichtigkeit bis ca. –10 dpt (Dioptrien), Weitsichtigkeit bis ca. +4 dpt, Hornhautverkrümmung bis 4 dpt. Infos: www.lasik.de oder www.euroeyes.de.

Alternativen: Augengymnastik kann Fehlsichtigkeit bis zu einem gewissen Ausmaß korrigieren (Infos unter www.augentraining-bates.de). Auch Akupunktur und Akupressur aus der Traditionellen Chinesischen Medizin kommen zum Einsatz – wie auch Qigong-Augentraining.

Bindehautentzündung

Häufigste und meist unterschätzte Augenerkrankung.

Diagnose: Mechanische Reizung (durch Staubpartikel) oder Zugluft können Auslöser sein. Nicht erkannte Brechungsfehler der Linse und Allergien können ebenfalls zur Entzündung der Bindehaut führen. Heizungsluft, Klimaanlagen, Kontaktlinsen und intensive Bildschirmarbeit trocknen das Auge aus. Fünf bis sechs Prozent der Bevölkerung sind davon betroffen. Die Folge: das »office eye syndrom«, brennende, juckende und oft gerötete Augen, oft auch mit Absonderung eines schleimigen Sekrets verbunden.

Therapie: Bakterielle Infektionen werden antibiotisch behandelt.

Alternativen: Augentropfen der Naturheilkunde können durchaus helfen: Euphrasia (Augentrost) bei einfacher Bindehautreizung, Echinacea (Sonnenhut) Quarz comp. bei allergischer Bindehautreizung und Chelidonium comp. (Schöllkraut) bei trockener Bindehautreizung und Müdigkeitsgefühl der Augen. Vor Anwendung den Arzt fragen.

Grüner Star (Glaukom)

Beim sogenannten Glaukom wird der Sehnerv geschädigt. Ursache sind meist ein erhöhter Augeninnendruck (normal zwischen 10 und 21 mmHg) und fehlende Mineralstoffversorgung der Sehnervzellen. Allerdings gibt es auch Menschen, die ein Niedrigdruckglaukom entwickeln. Die Nervenfasern sterben von außen nach innen ab, das Gesichtsfeld verkleinert sich. Am Ende droht die Erblindung. Männer ab 40 Jahren sollten alle zwei Jahre den Augeninnendruck messen lassen (keine Kassenleistung).

Diagnose: Da der Krankheitsprozess langsam und schmerzfrei verläuft, wird das Glaukom erst dann erkannt, wenn schon Gesichtsfeldausfälle auftreten. Liegt Bluthochdruck oder eine Zuckerkrankheit vor, sollte der Augendruck regelmäßig gemessen werden. Vorsorge ist hier wichtig!

Therapie: Behandelt wird mit Augentropfen zur Herabsetzung des Innendrucks. Laserchirurgie verbessert den Augenwasserabfluss, was ebenfalls zu einer Druckminderung führt. Infos: Glaukom-Hotline 0800/8008880 (jeden Montag von 16 bis 18 Uhr) oder im Internet unter www.glaukom.de.

Alternativen: Heidelbeerextrakt soll eine antioxidative Wirkung haben und die Kapillarwände im Auge stärken. Augenübungen (siehe Kasten) sollen dagegen einem Glaukom vorbeugen helfen. Beides ist wissenschaftlich nicht nachgewiesen. In der chinesischen Medizin werden die Augen dem Funktionskreis der Leber zugeordnet. Bockshorn (Lycium) soll die Leber bei der Entgiftung unterstützen, was der Funktion der Augen dann zugutekommt. Akupunktur kann bei Glaukom ebenfalls helfen – allerdings fehlt die Nachhaltigkeit. Homöopathie: Augentropfen »Nervus opticus comp.«, die insbesondere bei Netzhaut- und Sehnerverkrankungen helfen. Vor Einnahme unbedingt einen Arzt oder Homöopathen zu Rate ziehen.

Grauer Star

Dabei handelt es sich um eine Trübung der Augenlinse. Als Ursache des grauen Stars (Katarakt) gilt eine schlechte Nährstoffversorgung der Augenregion.

Diagnose: Der Patient sieht wie durch einen Schleier, der sich zunehmend verdichtet.

Therapie: Im fortgeschrittenen Stadium hilft eine ambulante Operation, bei der eine Kunstlinse implantiert wird. Sogenannte Multifokallinsen können sich auf verschiedene Entfernungen scharf stellen.

Alternativen: keine.

Vorsorgeprogramm für gesunde Augen

Sehtraining – Gut geeignet bei verschiedenen Graden von Myopie (Kurzsichtigkeit) und Weitsichtigkeit. Bei konsequenter Anwendung wird die Brille überflüssig. Auch Hornhautverkrümmung lässt sich damit korrigieren. Infos: www.vision-training.com/de.

Nasenspülung – Die Methode stammt aus dem Ayurveda. Dabei wird die Nase mit Salzwasser gespült (Neti) und gereinigt. Das beugt Erkältungen vor und beeinflusst auch die umliegenden Bereiche wie Augen, Ohren, Rachen. Ein Powerprogramm für müde Augen, das Sie morgens und abends durchführen sollten.

Yogaübungen für die Sehkraft – Die Augenmuskeln werden gestärkt und gedehnt. Wer viel am Bildschirm arbeitet oder viel liest, sollten die Augenübungen täglich machen. Eine Brille könnte dann überflüssig werden.

1. Augen öffnen, nach rechts schauen, dann nach links. 4- bis 8-mal zu jeder Seite. Augen schließen und in die Augen atmen.
2. Der gleiche Ablauf, jetzt aber nach oben und unten schauen.
3. Der gleiche Ablauf, jetzt aber nach oben links und unten links schauen.
4. Der gleiche Ablauf, jetzt aber nach oben rechts und unten rechts schauen.
5. Anschließend Augenkreisen viermal nach links, dann viermal nach rechts. Augen schließen und in die Augen atmen.
6. Zum Abschluss Nah- und Fernschauen: Auf den Daumen des gestreckten Arms schauen. Diesen zur Nasenspitze führen und dabei mit den Augen verfolgen. Das ganze 4- bis 8-mal wiederholen.

Neuer Schwung für müde Augen – Die Übung stammt aus dem Qigong und soll Energiedefizite im Augenbereich ausgleichen helfen. Reiben Sie kräftig Ihre Hände, bis diese ganz warm sind. Legen Sie dann die Handflächen auf Ihre geschlossenen Augen. Spüren Sie die tiefe, entspannende Wärme. Halten Sie die Position für 30 bis 60 Sekunden. Danach wird alle Müdigkeit verflogen sein, Ihre Augen sind wieder frisch und munter.

Sport und Sonne – Wer viel Outdoorsport betreibt, sollte auf spezielle Sportbrillen zurückgreifen. Moderne Brillen schützen vor Blendung, filtern das UV-Licht und blocken bis zu 90 Prozent des energiereichen und für die Netzhaut schädlichen blauen Lichts ab. Zudem sind sie bruchsicher, so dass bei Stürzen keine Verletzungsgefahr für die Augen besteht. Die Passform sollte so gewählt werden, dass die Brillen nicht rutschen oder drücken. Außerdem sollten sie ein großes Sehfeld aufweisen, um Mitspieler oder Gegenspieler noch im Augenwinkel erkennen zu können.

Bluthochdruck

Jeder fünfte Deutsche leider unter Bluthochdruck (Hypertonie). Übergewicht, mangelnde Bewegung und Stress sind die Hauptursachen. Besteht langfristig hoher Blutdruck, steigt das Risiko für Schlaganfälle, Infarkte sowie Nierenschäden. Und weil Bluthochdruck anfangs keine Beschwerden verursacht, unterschätzen viele die Gefahr.

Diagnose: Erste Anzeichen von Hypertonie sind Kopfschmerzen, Nervosität, Schwindelgefühle und Ohrensausen. Regelmäßig den Blutdruck checken lassen. Er liegt idealerweise bei 120/80 mmHg. Wer einen zu hohen Blutdruck hat, sollte ihn auf folgende Zielwerte senken: Blutdruck für Patienten mit Nierenschäden 124/74 mmHg, für Diabetiker und andere Risikopatienten 129/79 mmHg. Bei allen anderen Betroffenen ohne weitere Risiken sollte der Zielblutdruck bei 139/89 mmHg liegen.

Therapie: Fünf Stoffklassen stehen bei der Bluthochdruck-Behandlung im Vordergrund:

- ACE-Hemmer bremsen durch eine Enzymblockade die Bildung des gefäßverengenden Hormons Angiotensin II. Günstig ist ihre Schutzwirkung für die Nieren, deshalb kommen sie gerne bei Diabetespatienten zur Anwendung. Mögliche Nebenwirkung: Reizhusten.

- AT-1-Antagonisten wirken ähnlich wie ACE-Hemmer und eignen sich für Patienten, die diese nicht vertragen. Ihr besonderer Vorteil: Sie haben die geringsten Nebenwirkungen.
- Betablocker puffern die Stresshormone Adrenalin und Noradrenalin ab und senken so Puls und Blutdruck. Nachteil: Sie können zu Diabetes führen.
- Diuretika steigern die Wasserausscheidung, verringern damit das Blutvolumen und senken so den Blutdruck. Nachteil: Erhöhung des Diabetesrisikos.
- Kalziumantagonisten verhindern den Einstrom von Kalziumionen in die Gefäßmuskelzellen. So weiten sich die Gefäße, und der Blutdruck sinkt. Nachteile: Schwellung der Beine, allergische Reaktionen, Libidoverlust.

Alternativen:

- Abbau von Übergewicht. Schon fünf Kilogramm weniger auf der Waage senken den oberen Wert so effektiv wie manche Medikamente.
- Ausdauersport ist eine der wirksamsten Therapien. Fünfmal die Woche je 30 Minuten reichen aus, um Effekte zu erzielen (siehe dazu auch Kapitel »Sport als Therapie«, Seite 117).
- Entspannungstraining ist genauso wichtig. Zum Beispiel Tai-Chi. Dabei handelt es sich um ein traditionelles chinesisches System von Übungen, das auf der Philosophie des Taoismus, dem Yin und Yang, beruht, jenen polaren Gegensätzen, die Ausdruck von Lebenskraft und Energie sind. Die Wirkung der Bewegungen beschränkt sich nicht allein auf den Körper, sondern erfasst den Menschen als Ganzes. Wirkung nachgewiesen nicht nur bei Bluthochdruck, sondern auch bei Migräne und Schlafstörungen (www.tai-chi.de oder www.tai-chi-zentrum.de). Auch Autogenes Training, Qi-Gong und Yoga können ähnlich gut helfen. Kurse bieten Volkshochschulen, aber auch Fitnessstudios an.
- Coenzym Q10 sowie Fischölkapseln können ebenfalls den Blutdruck senken.

- Homöopathie: Aconitum (Eisenhut) bei plötzlichem Blutdruckanstieg und Herzklopfen. Crataegus (Weißdorn) bei älteren Menschen mit Herzunruhe und Schwindel. Arnica montana (Arnika), Plumbum metallicum (Blei), Aurum metallicum (Gold) oder Glonoinum (Nitroglycerin) können ebenfalls helfen. Über das genaue Mittel und die Potenzierungsstufe kann aber nur der Homöopath oder ein entsprechend ausgebildeter Arzt entscheiden. Keine Selbstmedikation!
- In mehreren Studien konnte bei Knoblauchpräparaten eine blutdrucksenkende Wirkung nachgewiesen werden. Auch die Heilpflanze Roselle (Hibiscus sabdariffa) reduziert den Blutdruck. Blutdrucksenkender Tee: 25 g Mistelkraut, 25 g Blätter und Blüten vom Weißdorn, 25 g Birkenblätter, 25 g Melissenblätter. Das ganze mischen und zwei gestrichene Teelöffel davon mit heißem Wasser aufgießen, zehn Minuten ziehen lassen. Morgens und abends davon jeweils den Inhalt einer Tasse schluckweise trinken.

Demenz

Mit zunehmendem Alter, vor allem jenseits des 65. Lebensjahrs, treten degenerative Erkrankungen des Gehirns verstärkt auf. Die Ursachen sind bis heute wissenschaftlich noch nicht geklärt. Im Verlauf der Erkrankung büßen die Betroffenen ihre kognitiven Funktionen ein. Ein Prozess, der sich über Monate und Jahre hinzieht. Die Schulmedizin kann diesen Krankheitsverlauf derzeit nur begrenzt aufhalten.

Diagnose: Als erste Anzeichen gelten Vergesslichkeit, Zerstreutheit, Sprachprobleme, Orientierungsprobleme sowie Antriebsverlust und depressive Verstimmungen. Beim Internisten lässt sich abklären, ob tatsächlich eine beginnende Demenz vorliegt oder eine Störung der Schilddrüse oder ein Vitamin-B_{12}-Mangel, die ähnliche Symptome verursachen können. Mit einer MRT können schlechtdurchblutete Hirnareale dargestellt werden. Eine vaskuläre Demenz, die durch zahlreiche kleine Schlaganfälle verursacht wird, lässt sich so schnell diagnostizieren. Bei Verdacht auf Alzheimer muss der Arzt durch verschiedene Untersuchungen sukzessive andere Erkrankungen ausschließen und den Verlauf beobachten. Zum Beispiel mit dem einfachen Uhrentest: In einen Kreis soll der Betroffene die fehlenden Ziffern einer Uhr schreiben. Dann soll er eine konkrete Uhrzeit, etwa 12:11 mit Hilfe von Zeigern einzeichnen. Mit fortschreitender Krankheit wird die die Ausführung der Zeichnung immer unvollständiger.

Therapie: Bei vaskulärer Demenz sollen gerinnungshemmende Medikamente die Durchblutung des Gehirns verbessern. Bei den anderen Demenzformen (Lewykörperchen-Demenz und Alzheimer) kommen im Frühstadium Acetylcholinesterasehemmer zum Einsatz, im fortgeschrittenen Stadium sogenannte NMDA-Antagonisten, die den Abbau von Nervenzellen verhindern sollen. Der Einsatz der Präparate ist unter Experten umstritten, weil sie zum einen die Erkrankung nur um wenige Monate verzögern und zum anderen viele Nebenwirkungen haben (Erbrechen, Durchfall, Schwindel etc.).

Alternativen: Der Raubbau am Gehirn lässt sich verlangsamen und sogar stoppen. Der US-amerikanische Hirnforscher Fred Gage widerlegte im Tierversuch an Labormäusen die These, dass das Gehirn eines Säugetiers nur in der Kindheitsphase wächst. Im Alter müssten, so Gage, Neuronen nicht absterben, Adern verkalken oder Hirnwindungen schrumpfen. Im Gegenteil: Auch das Gehirn kann sich bis ins hohe Alter verjüngen, wie er in einer anderen Studie nachwies. Dazu brauchen die grauen Zellen vor allem eines: Training.
Geht es nach Gary Small von der University of California (UCLA) in Los Angeles, könnten wir viel mehr tun, als wir denken. Schließlich sei nur ein Drittel des schleichenden Abbaus kognitiver Fähigkeiten im Alter genetisch bedingt, der Rest hängt vom Lebensstil und von Umweltfaktoren ab. Wenn ein 45-Jähriger ein paar Wochen lang sein Gehirn mit Konzentrations- und Schnelligkeitsübungen trainiert, so der US-amerikanische Hirnforscher, katapultiere er sein Gehirn zurück auf den Leistungsstand eines 30-Jährigen. Wir können unseren Kopf also fit halten wie einen Muskel. Und der lechzt nach solchen Herausforderungen, um nicht abzubauen. Eine neue Sprache lernen, ein neues Hobby, aber auch

soziale Kontakte – ganze Hirnregionen werden wieder aktiv und verstärkt mit Hirnbotenstoffen versorgt, wenn wir sie denn eifrig gebrauchen. Neuroplastizität nennen Wissenschaftler diese Fähigkeit zur Veränderung des Gehirns. Mit positiven Auswirkungen: Wer sein Gehirn jeden Tag für rund 20 Minuten aktiviert, kann das Eintreten einer degenerativen Hirnerkrankung wie Demenz oder Alzheimer nachweislich verzögern. Einfacher kann Prophylaxe nicht sein!

Was sonst hilft:

- Omega-3-Fettsäuren, vor allem die aus fettreichen Kaltwasserfischen, sind gut für die Hirnfunktion. Das gilt auch für die Vitamine C, E und Folsäure.
- Extrakte des Ginkgobaumes steigern die geistige Leistungsfähigkeit und helfen bei Konzentrationsstörungen. Dessen Wirkstoffe (Ginkgolide, Flavonoide und Bilobalid) aktivieren den Energiestoffwechsel der Hirnzellen und steigern vor allem die Dopaminproduktion; dies ist wichtig u. a. für Koordination, Motorik, Konzentration, Antrieb, Motivation und kognitive Leistungsbereitschaft. In der TCM werden Gingkoextrakte schon seit Jahrhunderten eingesetzt. Eine Degeneration des Gehirns lässt sich damit aber nicht komplett verhindern.
- Viel Bewegung, vor allem im Freien. Sport verbessert die Sauerstoffversorgung und Durchblutung der Hirnareale und damit auch den Stoffwechsel in dieser Region. Neue Studien zeigen, dass Bewegung in der Demenzprophylaxe und -therapie von Bedeutung ist. Und je mehr Sinneseindrücke das Gehirn verarbeiten muss, desto flexibler und jünger bleibt es. Bei Couchpotatoes nehmen die Verschaltungen zwischen den Nervenzellen im Kleinhirn um etwa 45 Prozent ab.
- Heilpflanzen der ayurvedischen Medizin steigern die Hirnleistung, wie etwa das Kleine Fettblatt (Bacopa monnieri) oder der indische Weihrauch (Boswellia serrata).
- Auch die Homöopathie kann bei den verschiedenen Demenzarten helfen, wie z. B. die Mittel Helleborus (Christrose) oder Anacardium (Malakka-Nuss). Über das genaue Mittel und die Potenzierungsstufe kann aber nur der Homöopath oder ein entsprechend ausgebildeter Arzt entscheiden. Keine Selbstmedikation!

- Stress ist schlecht. Je entspannter Körper und Geist sind, desto besser kann das Gehirn arbeiten.
- Guter Schlaf befördert ebenfalls die mentale Leistungsfähigkeit.
- Rauchen verengt die Blutgefäße auch im Kopf. Dadurch sterben Gehirnzellen ab. Mehr als 20 Zigaretten am Tag verdoppeln das Risiko von Hirnblutungen.

Depressionen

Sie zählen zu den häufigsten psychischen Beschwerden, und Frauen sind häufiger davon betroffen als Männer. Traurigkeit wird bei einer Depression zum Dauerzustand, der bei den Betroffenen zu einer emotionalen Leere, zu Antriebslosigkeit und zu mangelnder Anteilnahme an der Umwelt führt. Ursachen können das Wetter (lange, dunkle Wintermonate), aber auch chronische Schmerzen oder emotionale Extremsituationen (Verlust eines geliebten Menschen) sein.

Diagnose: Typische Symptome sind Stimmungseinengung (Verlust der Fähigkeit zur Freude; keine Stimmungsaufhellung durch Zuspruch von anderen), vermindertes Selbstwertgefühl, Antriebs- und auch Denkhemmung, innere Unruhe, Appetit- und Libidoverlust sowie Schlafstörungen. Letztere sind Ausdruck eines gestörten 24-Stunden-Rhythmus. Häufig geht es dem Kranken in den frühen Morgenstunden so schlecht, dass er nicht mehr weiterschlafen kann. Liegt diese Form des gestörten chronobiologischen Rhythmus vor, fühlt sich der Patient am späten Nachmittag und Abend jeweils besser, bis dann einige Stunden nach Mitternacht die depressive Symptomatik wieder einsetzt. Wichtig: Wer über mehrere Wochen bzw. wiederkehrend an mindestens zwei der oben beschriebenen typischen Symptome leidet, sollte unbedingt einen Arzt aufsuchen.

Therapie: Die Schulmedizin verschreibt Antidepressiva, die die Gehirnbotenstoffe wieder regulieren sollen. Allerdings kommt es zu häufigen Nebenwirkungen wie Sehstörungen oder Kopfschmerzen, so dass die sogenannte Compliance, die Mitwirkung des Patienten bei der Therapie, oft nicht gewährleistet ist. Viele setzen die Medikamente dann einfach ab.

Alternativen: Bei leichten bis mittelschweren Depressionen helfen die nicht verschreibungspflichtigen Extrakte des Johanniskrauts (Hypericum perforatum), sie sind ähnlich wirksam wie Antidepressiva. Doch Vorsicht: Sie verringern die Wirkung von fast der Hälfte aller verschreibungspflichtigen Medikamente – auch der Pille. Zudem setzt die Wirkung bei Johanniskraut nicht sofort ein, sondern es muss in ausreichender Dosierung einige Wochen lang eingenommen werden. Autogenes Training und Yoga, das zeigen mehrere Studien, können ebenfalls helfen, eine depressive Stimmung aufzuhellen. Beide Methoden bedürfen allerdings in der Anfangsphase der Betreuung. Entsprechende Kurse bieten heute viele Volkshochschulen sowie Fitnessstudios an. Akupunktur, Musik- und Kunsttherapie wirken sich ebenfalls günstig aus.

Diabetes

Ca. acht Millionen Deutsche sind zuckerkrank. 90 Prozent der Erkrankten haben davon Diabetes Typ 2. Im Unterschied zur genetisch bedingten Zuckerkrankheit vom Typ 1 ist diese Variante hausgemacht und wird zu 100 Prozent durch unseren Lebensstil ausgelöst, indem wir zu viel essen und uns zu wenig bewegen. Die Weltgesundheitsorganisation (WHO) schätzt, dass im Jahr 2030 weltweit 500 Millionen Menschen an Diabetes Typ 2 leiden werden – doppelt so viele wie heute –, mit einem rasanten Anstieg unter Jugendlichen. Im Grunde handelt es sich dabei um eine Erkrankung des Stoffwechsels, bei der die Körperzellen eine erhöhte Insulinresistenz entwickelt haben. Die Bauchspeicheldrüse kann den erhöhten Insulinbedarf nicht mehr kompensieren und produziert immer weniger davon. Durch den Insulinmangel kommt es zu überhöhten Zuckerwerten im Blut. Die Folgen sind fatal: Nierenschäden, Erblindung, gestörte Durchblutung von Füßen und Beinen bis hin zur Amputation sowie kardiovaskuläre Leiden von

Herzinfarkt bis Schlaganfall. Diabetes Typ 1 tritt dagegen häufig schon in der Jugend auf und muss in der Regel mit Insulininjektionen behandelt werden. Der Typ 2, früher auch Altersdiabetes genannt, ist meist mittels Gewichtsabnahme und mehr Bewegung zu kontrollieren.

Mein Tipp: Es gibt eine noch relativ neue Website zum Thema (www.diabetesde.org), die vielfältige Informationen zu Ernährung, Ärzten und Selbsthilfegruppen bietet. Nützliche Informationen, wie man die ärztliche Therapie sinnvoll ergänzen kann, finden sich im Buch »Diabetes ganzheitlich behandeln« von Peter Grunert.

Diagnose: Die Krankheit wird oft spät erkannt, weil sie im Frühstadium kaum Beschwerden verursacht. So entstehen unbemerkt Schäden im Gefäß- und Nervensystem. Häufige Symptome können starkes Durstgefühl, Müdigkeit, häufiger Harndrang, Appetitlosigkeit oder Heißhunger sein, außerdem zunehmende Infektanfälligkeit oder schlechte Wundheilung.

Therapie:

- Diabetes-Typ-1 wird meist mit Insulininjektionen behandelt. Mit kohlenhydratreduzierter Ernährung lässt sich hier zwar auch viel steuern, aber wenn die Patienten auf Dauer übermäßig Gewicht abbauen, muss mit Insulin substituiert werden.
- Beim Typ 2 hilft eine radikale Lebensstiländerung am besten. Die kohlenhydratreduzierte Ernährung nach der Logi-Methode (Nahrungsanteile täglich: 20–30 Prozent Kohlenhydrate, 20–30 Prozent Eiweiß, 40–50 Prozent Fett) zeigt nach neuen Studien einfach die besten Erfolge. So konnte die Hälfte der Patienten vom Diabetesexperten Dr. Peter Heilmeyer nach einer 3-wöchigen Ernährungsumstellung mit leichtem Bewegungsprogramm (Kalorienmehrverbrauch von maximal 400 Kilokalorien pro Tag) auf Insulin und andere Medikamente verzichten (siehe auch Kapitel »Ernährung als Krank- und Gesundmacher«, Seite 97). Leider werden viele Patienten von Ärzten nicht auf diese einmalige und sehr effiziente Möglichkeit hingewiesen. Das geschieht entweder aus Unwissenheit heraus oder dient den Geschäftsinteressen, indem man die Patienten notfalls lieber in

einer kostenträchtigen Insulinabhängigkeit hält. Hier sollten die Betroffenen dringend mehr Eigeninitiative übernehmen und sich informieren (www.logi-methode.de und www.rehaklinik-ueberruh.de).

Alternativen:

- Bei Diabetes helfen auch Ayurveda, weil er den Blutzuckerspiegel reguliert, sowie Heilfasten nach F. X. Mayr und Buchinger (siehe dazu Kapitel »Was Heilfasten leistet«, Seite 112).
- Die Kampo-Medizin stammt aus Japan und wird seit rund 1500 Jahren praktiziert. Sie basiert auf Erkenntnissen über die Wirkung chinesischer Heilkräuter. Info: www.ulrich-eberhard.com oder das Buch von Ulrich Eberhard, »Leitfaden Kampo-Medizin«.
- Guar (Cyamopsis tetragonoloba) wird aus Pflanzensamen gewonnen; es soll den Cholesterinspiegel senken und so das kardiovaskuläre Risiko reduzieren. Das gilt auch für Ballaststoffe aus Flohsamen (Plantago ovata).
- Aus der ayurvedischen Medizin helfen zum Beispiel Zimt (Cinnamomum verum) und Scharlachranke (Coccinia indica). Sie reduzieren den Blutzuckerspiegel und die Blutfettwerte.
- Fischölkapseln können die bei Diabetikern erhöhten Blutfette (insbesondere Triglyceride) absenken.

Erkältung/Grippe/ Nasennebenhöhlenentzündung

Statistische Erhebungen zeigen, dass jeder Mensch innerhalb von zwei Jahren dreimal an einer Erkältung mit Schnupfen, Husten oder Bronchitis erkrankt. Meist ist der Verlauf dieser Viruserkrankung eher harmlos, während eine Virusgrippe oft durch hohes Fieber und schweres Krankheitsgefühl gekennzeichnet ist. In vielen Fällen werden diese Beschwerden dann von einer akuten bakteriellen Infektion der Nasennebenhöhlen abgelöst (auch Mandel- oder Mittelohrentzündungen sind möglich). Der Verlauf dieser sogenannten Sinusitis kann sehr unangenehm sein und zudem chronisch werden.

Diagnose: Typische Symptome bei der Erkältung sind Niesen, laufende Nase und tränende Augen, Halsweh, Heiserkeit sowie Husten. Eine Grippe ist durch den deutlich schwereren Krankheitsverlauf gekennzeichnet mit schnell ansteigendem hohem Fieber, Gliederschmerzen, Schwäche und Kopfweh. Wenn die eigentliche Erkältung oder Grippe schon ausgestanden und die Nase nach Tagen noch immer verstopft ist, liegt der Verdacht nahe, dass sich eine Nasennebenhöhlenentzündung etabliert hat. Ihre Symptome sind meist eine verstopfe Nase mit nasal klingender Stimme, Druck über den Augen, der in Stirn und Wange ausstrahlt, fehlender Geruchssinn, Schwächegefühl und manchmal auch leichtes Fieber. Ist die Erkrankung chronisch, sind die Beschwerden leichter ausgeprägt, können aber mehrere Monate, in manchen Fällen auch Jahre, anhalten.

Therapie: Mentholhaltige Arzneien lindern bei Erkältung Hustenreiz und Atemnot. Auswurffördernde Präparate lösen wiederum den Schleim in den Bronchien und sorgen für besseres Abhusten. Halstabletten helfen gegen Heiserkeit und Halsschmerzen, Nasentropfen wirken abschwellend auf die Schleimhäute. Bei Grippe kommen fiebersenkende Mittel genauso in Betracht wie auch virenunterdrückende Präparate (Neuraminidasehemmer). Bei bakterieller Sinusitis helfen zusätzlich Antibiotika. Wird die akute Rhinosinusitis durch Allergien verursacht, kann der Arzt die Behandlung mit Kortikoid-Nasenspray oder -Tabletten verordnen. Ist die Entzündung der Nasennebenhöhle chronisch, können durch eine Operation die Öffnungen in Kiefer- und Stirnhöhlen vergrößert werden, so dass das eitrige Sekret abfließen kann.

Alternativen:

- Hühnersuppe, Vitamin C und Zink helfen, um bei einer Erkältung schneller wieder auf die Beine zu kommen. Spüren Sie die ersten Symptome, nehmen Sie zwei oder drei Tage lang viermal pro Tag 500 mg Vitamin C mit viel Wasser ein. Oder Sie schlucken eine Zinktablette alle sechs Stunden oder schlürfen viermal täglich eine Tasse Hühnersuppe (aus Knochen gekocht). Mit diesen Maßnahmen lässt sich die Erkältungsdauer zumindest um ein bis zwei Tage reduzieren.

- Als Vorbeugung gegen Erkältung hilft im Ayurveda auch Ingwertee. Vom frischen Ingwer ein kleines Stück abschneiden und mit heißem Wasser übergießen, danach 10 Minuten ziehen lassen. Schluckweise trinken. Ebenfalls aus der indischen Volksmedizin stammt die Heilpflanze Kalmegh (Andrographis paniculata). Arzneien mit den Wirkstoffen dieser Pflanze, das zeigen Studien recht einheitlich, helfen gerade bei typischen Erkältungssymptomen. Ähnliches gilt für Echinacinpräparate mit dem Wirkstoff des Sonnenhuts (Echinacea purpurea) oder dem Wirkstoff der Kapland-Pelargonie (Pelargonium sidoides). Bei der Sinusitis kann der pflanzliche Wirkstoff Myrtol aus der Myrte (Myrtus communis) die Lösung des Schleims beschleunigen und für dessen Abtransport sorgen. Zudem wirkt er antientzündlich und antibakteriell.
- In der Homöopathie sind beliebte Mittel: Aconitum (Eisenhut), Belladonna (Tollkirsche), Gelsemium (Gelber Jasmin), Archangelica (Engelwurz) oder Nux vomica (Brechnuss). Bei Sinusitis werden neben den beschriebenen Mitteln gerne noch zusätzlich Pulsatilla (Küchenschelle), Mercurius vivus (Quecksilber) oder Luffa (Kürbisfrucht) verordnet. Über das genaue Mittel und die Potenzierungsstufe kann aber nur der Homöopath oder ein entsprechend ausgebildeter Arzt entscheiden. Keine Selbstmedikation!
- Bei einer Nasennebenhöhlenentzündung sollen im Ayurveda Nasya-Behandlungen Linderung bringen; auch Nasenspülungen mit Salzwasser sowie Dampfbäder mit Minzöl gelten als hilfreich.
- Akupunktur aus der Traditionellen Chinesischen Medizin (TCM) kann ebenfalls Entlastung bringen, das berichten zumindest zahlreiche Patienten.

Herzinsuffizienz

Im Alter ist diese Erkrankung ein verbreitetes Phänomen. Ihr liegt eine verminderte bzw. eingeschränkte Pumpleistung des Herzens zugrunde. Auch bei jüngeren Menschen kann es nach Herzinfarkt oder aufgrund von Bluthochdruck zu einer Herzinsuffizienz kommen.

Diagnose: Typische Symptome sind Herzstolpern und Herzrasen sowie Atemnot, Abgeschlagenheit, körperliche Schwäche und Schwellungen durch Wassereinlagerungen in den unteren Extremitäten.

Therapie: Diuretika (harntreibende Medikamente) bauen die Wassereinlagerungen ab. Sogenannte ACE-Hemmer stellen die Gefäße weit und sorgen für niedrigen Blutdruck. Schlägt das Herz zu langsam, kann ein Herzschrittmacher die Herzfunktion verbessern. Betablocker hemmen die Stresshormone wie Adrenalin und Noradrenalin, das bringt dem Herz Entlastung.

Alternativen:

- Weißdornextrakte (Crataegus) verbessern die Herzfunktion und lindern die Symptome. Der Tragantwurzel (Astralagus) aus der Traditionellen Chinesischen Medizin wird ähnliche Wirkung nachgesagt. Fingerhut (Digitalis) wurde früher als Standardtherapie eingesetzt, heute werden synthetische Präparate verwendet. Achtung: Digitalispräparate wirken bei Frauen anders als bei Männern (siehe dazu auch Kapitel »Kleiner Unterschied mit großen Folgen«, Seite 18).
- Teerezept zur Herzstärkung: 30 Gramm Weißdornblätter und -blüten, 30 Gramm Besenginsterkraut, 40 Gramm Baldrianwurzel. Alles gut mischen. 2 Teelöffel davon mit heißem Wasser aufgießen, 10 Minuten ziehen lassen. Schluckweise trinken.
- Eine Ernährungsumstellung ist dringend erforderlich, da Übergewicht einen Risikofaktor für das Herz darstellt. Ausdauersport (Laufen, Radfahren, Nordic Walking) lässt das Herz ökonomischer arbeiten und senkt die Schlagfrequenz.
- Homöopathie: u. a. Antimonium arsenicum (Antimon) oder Aurum colloidale (Gold). Über das genaue Mittel und die Potenzierungsstufe kann aber nur der Homöopath oder ein entsprechend ausgebildeter Arzt entscheiden. Keine Selbstmedikation!

Migräne, Spannungs- und Cluster-Kopfschmerz

Knapp 70 Prozent aller Deutschen geben Kopfschmerzen als gravierende Gesundheitsstörung an. Die wenigsten nehmen die Symptome ernst und gehen zum Arzt. Lieber behandeln sie sich selber mit Schmerztabletten oder halten den Schmerzustand einfach aus. Doch falsch oder nicht behandelte Kopfschmerzen können chronisch werden, und es besteht die Gefahr, dass sich ein Schmerzgedächtnis bildet. Dabei erinnern sich die Nervenzellen an vorangegangene Schmerzreize und senden dann ständig Schmerzsignale aus, obwohl kein Auslöser dafür vorliegt. 250 Kopfschmerzarten werden unterschieden, die drei häufigsten sind Migräne, Spannungs- und Cluster-Kopfschmerz.

Diagnose:

- Rund 18 Millionen Menschen leiden hierzulande unter **Migräne.** Charakteristische Symptome sind starke, pochende und pulsierende Schmerzen, die sich meist auf eine Kopfhälfte beschränken. Typische Symptome: Übelkeit, Erbrechen, Lichtempfindlichkeit und eventuell Sehstörungen.
- **Spannungskopfschmerz** quält zeitweise 20 Millionen Deutsche und ist damit ein Massenphänomen. Ein dumpfer, drückender Schmerz breitet sich dabei über den ganzen Kopf aus. Ursache ist eine zu niedrige Schmerzschwelle im Gehirn. Typische Symptome: Schlafstörungen, diffuser Schwindel.
- Beim **Cluster-Kopfschmerz** sind die Schmerzattacken unerträglich stechend, bohrend und oft einseitig. Sie gehen meist vom Auge aus und sind nicht zu ertragen. Typische Symptome: hängendes Augenlid, Pupillenverengung, Augenrötung, Tränenfluss.

Therapie:

- Für Migränepatienten mit mehr als drei Attacken pro Monat oder schweren Anfällen stehen Triptane zur Verfügung. Sie normalisieren die Nervenaktivitäten und können in 70 Prozent aller Fälle helfen.

Eine neue Wirkstoffgruppe sind die »CGRP-Antagonisten«, die aber noch in der Erprobungsphase stecken.

- Spannungskopfschmerzen lassen sich in der Regel gut selbst behandeln (ASS, Paracetamol, Ibuprofen, Diclofenac). Man sollte die Präparate aber nicht häufiger als an zehn Tagen pro Monat und nicht länger als drei Tage hintereinander einnehmen.
- Bei Cluster-Kopfschmerz sind die herkömmlichen Mittel meist wirkungslos. Daher empfiehlt die Deutsche Migräne- und Kopfschmerzgesellschaft, bei solchen akuten Schmerzattacken 100-prozentigen Sauerstoff einzuatmen. Auch unter die Haut injiziertes Triptan oder ein in die Nase gesprühtes Lokalanästhetikum kann helfen.

Mein Tipp: Mit einem Schnelltest nach Prof. Hartmut Göbel von der Schmerzklinik Kiel können Sie selbst schon im Vorfeld herausfinden, um welche Kopfschmerzart es sich handelt – das ist wichtig, um die optimale Therapie zu finden (www.schmerzklinik.de/wp-content/uploads/2009/04/kopfschmerz-kurztest_nach_prof_gobel.pdf).

Alternativen:

- Bei Spannungskopfschmerz helfen die Wirkstoffe der Arzneiminze (Oleum menthae piperitae). Das Öl in Stirn- und Nackenbereich dort auftupfen, wo es weh tut. Die Pflanzenstoffe der Pestwurz (Petasites hybridus) wirken krampflösend und entzündungshemmend. Weidenrinde (Salicis cortex) hat auch schmerzlindernde Wirkung.
- Kopfschmerzen und Migräne sind eine Domäne der Akupunktur, aber auch die Ohrakupressur kann in diesen Fällen helfen. Kältereize durch Einswürfel oder Coolpads bringen ebenfalls Linderung, weil sich die schmerzhaft gedehnten Kopfarterien verengen.
- Bei Spannungskopfschmerz wendet die ayurvedische Medizin Stirnölgüsse wie auch Nasenspülungen mit Kräutern (Nasya) an.
- In der Homöopathie bieten sich bei Migräne Gelsemium (Wilder Jasmin), Bryonia (Zaunrübe) und Sanguinaria (Blutwurz) an, bei anderen Kopfschmerzformen zum Beispiel Belladonna (Tollkirsche) oder Calcium phosphoricum (Kalziumhydrogenphosphat). Über das genaue Mittel und die Potenzierungsstufe kann aber nur der Homöo-

path oder ein entsprechend ausgebildeter Arzt entscheiden. Keine Selbstmedikation!

- Ausdauersport zeigt bei Migräne Wirkung. Bereits nach sechs Wochen Training, so belegen Studien, halbierte sich die Zahl der Attacken, und die Schmerzintensität nahm um ein Drittel ab. Als Gründe machten die Wissenschaftler eine bessere Durchblutung des Nervensystems sowie eine Optimierung der Sauerstoffversorgung und eine stärkere Produktion körpereigener Schmerzabwehrstoffe aus.
- Progressive Muskelentspannung nach Jacobson, Autogenes Training und Meditation lindern ebenfalls Kopfschmerzen.

Onkologie

Das Krankheitsgeschehen bei Krebs ist viel zu komplex, als dass es allein mit Operation, Chemo-Strahlen- oder Hormontherapie in den Griff zu bekommen ist. Heilung, so wie ich es selbst über die Jahre am eigenen Körper erlebt habe, ist dabei auf vielen Wegen möglich. Mal sind es Verfahren schulmedizinischer Art, mal bieten alternative Methoden bessere Perspektiven, und meist ist es eine Mischung aus beidem (siehe dazu auch Kapitel »Alternative Methoden – Chancen und Risiken«, Seite 131 ff.). Der Patient muss entscheiden, welche Therapieentscheidung er zu tragen bereit ist. Auf jeden Fall ist es ein langer, beschwerlicher Weg, für den man eine Zeit braucht. Ich vergleiche diesen Prozess gerne mit einer Zwiebel. Schale für Schale muss entfernt werden, bis wir zu ihrem Kern vorstoßen. Ähnlich verhält es sich beim Krebs. Mit jeder Therapie nähern wir uns der vollständigen Heilung.
Allerdings müssen wir uns dabei, so scheint es, von bestimmten Vorstellungen lösen. Etwa davon, mit Chemo & Co. allen bösartigen Zellen im Körper den Garaus zu machen. Nur ein Beispiel: Als sich bei mir Metastasen bildeten, hatte ich am Ende rund zwölf Zentimeter Tumormasse im Körper, das bedeutet rund zwölf Milliarden Krebszellen. Und davon sollte nach jahrelangen Behandlungen keine übrig bleiben? Schwer vorstellbar, zumal in einem gesunden Organismus immer Krebszellen vor-

handen sind, aber von der Immunabwehr meist in Schach gehalten werden. Mit anderen Worten: Wir müssen mit der Krankheit leben lernen. Und dabei ist es von entscheidender Bedeutung, unsere Selbstheilungskräfte so zu aktivieren, dass unser Körper jederzeit in der Lage ist, das Krankheitsgeschehen im Gleichgewicht zu halten. Dabei halfen mir vor allem Methoden der alternativen Medizin, die wissenschaftlich korrekt eigentlich der Komplementärmedizin zuzurechnen sind. Allerdings sind sie mir dadurch unter Wert verkauft, deshalb spreche ich lieber weiter von »Alternativen« (die übrigens Schritt für Schritt die Schulmedizin erobern). So wurde – wie bereits schon beschrieben – die Hyperthermie einst spöttisch belächelt, heute hat sie längst Einzug in die Schulmedizin gehalten. Gleiches gilt für die Galvanotherapie, wo Tumoren mit Gleichstrom zum Einschmelzen gebracht werden, oder für Heilpflanzen aus dem Ayurveda.
Viele Dinge ändern sich. Manche geradezu rasant. So verdoppelt sich das medizinische Wissen binnen fünf Jahren. Doch an manchen Dogmen halten Schulmediziner trotz aller Umwälzungen und neuen Erkenntnisse nur allzu gerne fest, zum Beispiel an der Lymphknotenentfernung bei Krebsoperationen. Dabei zeigen Untersuchungen von Daten des Tumorregisters München und mehrerer internationaler Studien, dass diese Form der Verstümmelung den Patienten oft keinen Vorteil bringt – und das gilt für alle soliden Tumoren. Bisher ging man davon aus, dass Primärgeschwulste einzelne Tumorzellen linear streuen und diese sich dann zuerst in den Lymphknoten festsetzen. Von dort verbreite sich dann der Krebs erst in andere Organe. Dieses Denkmodell der Tumorausbreitung scheint überholt zu sein. Primärherde, heißt es jetzt, streuen sofort überall hin. Trotz dieser neuen Erkenntnisse halten noch immer die meisten Tumorchirurgen am traditionellen Vorgehen fest, die Problematik erreicht sie einfach nicht. Einzig bei Brust- und Hautkrebs wird mittlerweile schonender vorgegangen, und nur wenige Lymphknoten werden entfernt (Sentinel-Methode; dabei wird nur der Wächterlymphknoten entfernt). Umso wichtiger ist es für Betroffene, in solchen Fällen vor der Operation konkret nachzufragen, schließlich verursacht eine radikale Lymphknotenentfernung auch Einschränkungen in der Lebensqualität.

Auf anderen Feldern wiederum kommt Bewegung in die Tumortherapie. Mittlerweile überdenken manche Schulmediziner ihre Hauruck-Strategie mit Chemo- und Strahlentherapie. »Adaptive Therapie« heißt das jetzt; dahinter verbirgt sich nichts anderes, als mit dem Krebs leben zu lernen. Mit sanfteren Methoden soll dem Tumor dabei zu Leibe gerückt werden. Damit nimmt man ein neues therapeutisches Ziel ins Visier, das in der Alternativmedizin seit Jahrzehnten schon verfolgt wird. Diese Kehrtwende in der Behandlungsphilosophie hat unter anderem Robert Gatenby eingeleitet, Chef der Abteilungen für Radiologie und mathematische Onkologie am Moffit Cancer Center (www.moffitt.org) in Florida. In der Zeitschrift »Nature« forderte er einen radikalen Strategiewechsel. Statt den Krebs wie üblich mit hochdosierten Chemotherapien zu bekämpfen, um ihn komplett zu eliminieren, will er das Tumorwachstum auf ein erträgliches Maß beschränken. Der Forscher glaubt, dass viele der Betroffenen länger leben und weniger unter der Therapie leiden würden. Das Verlangen nach alternativen oder komplementärmedizinischen Methoden wird dadurch weiter ansteigen, zumal diese Verfahren einen ganzheitlichen Therapieansatz bieten, den immer mehr Patienten mit Nachdruck einfordern und der in der Schulmedizin bis heute immer noch zu kurz kommt.

Krebszentren in Deutschland

Um die Qualität in der Patientenversorgung zu verbessern, wird von der Deutschen Krebsgesellschaft (DKG) ein Zertifizierungsverfahren für onkologisch spezialisierte Kliniken angeboten. Dadurch soll garantiert werden, dass Krebspatienten eine Versorgung auf hohem Qualitätsniveau und eine optimale Behandlung durch ein Netzwerk von Spezialisten unterschiedlicher medizinischer Fachrichtungen erhalten. Insgesamt stehen in Deutschland derzeit 384 solcher Zentren zur Verfügung: 237 für Brustkrebs, 116 für Darmkrebs und 31 für Prostatakrebs. Standorte und Anschriften der einzelnen Zentren können unter www.onkozert.de im Internet abgerufen werden.

Brustkrebs

Dies ist die häufigste Tumorerkrankung der Frau. Rund 55 000 neue Brustkrebsfälle werden pro Jahr registriert. Allerdings ist zu befürchten, dass die Zahl der Neuerkrankungen aufgrund verbesserter Diagnosemethoden weiter ansteigen wird. Neue Medikamente und Behandlungsformen haben die Heilungschancen in den vergangenen Jahren wesentlich verbessert. Entscheidend aber bleibt, wie früh ein Tumor entdeckt wird.

Diagnose: Nur regelmäßige Vorsorgeuntersuchungen mittels Mammographie und Ultraschall geben Aufschluss, ob ein Tumor vorliegt oder nicht. Werden beide Verfahren angewendet, liegt die Chance, einen Tumor zu entdecken, bei über 95 Prozent. Mögliche Symptome sind ein weicher oder harter Knoten in der Brust, Größenveränderungen einer Brust, Flüssigkeitsaustritt aus einer Brustwarze, Einziehungen der Haut um die Brustwarze.

Wichtig: Biomarker wie der neue u-PA/PAI-1-Test können in Zukunft unterscheiden, ob es sich um einen gefährlichen metastasierenden Tumor handelt, der eine Chemotherapie unbedingt notwendig macht, oder um einen ungefährlichen. Der Test soll verhindern, dass Frauen weiterhin unnötig der Chemokeule ausgesetzt werden, wie das leider oft der Fall war. Von 100 Patientinnen, die bisher eine vorbeugende Chemotherapie bekommen, um Metastasen im Körper zu zerstören, brauchen nämlich nur fünf Frauen die Behandlung wirklich. Für den Rest ist sie nutzlos!

Therapie: Operation und Strahlentherapie gelten als Standardverfahren. Je nach Histologie (u. a. wird dabei die Hormonabhängigkeit des Tumors untersucht) und Größe erfolgt dann noch eine Chemo- und Hormontherapie. In einigen Fällen verkleinert man durch Chemotherapie den Tumor, um ihn anschließend besser operieren zu können. Therapien mit monoklonalen Antikörpern (Herceptin) eröffnen neue Perspektiven und steigerten angeblich die Überlebenszeiten.

Alternativen: Sie dienen dazu, die schulmedizinischen Folgen der Therapie zu mildern, den Körper nach Chemo- und Strahlentherapie zu entgiften, die Psyche zu stabilisieren und die Immunabwehr wieder zu aktivieren (siehe dazu auch Kapitel »Alternative Methoden – Chancen und Risiken«, Seite 131 ff.). Die Mistel kann dabei eine wichtige Rolle spielen, sofern die richtige Wirtsart und die richtige Stärke gewählt werden. Die Qualität der Therapie hängt allerdings stark von der Erfahrung und vom Einfühlungsvermögen des Arztes ab. Hier sehe ich die größten Defizite, weil die Mistel ein schwieriges und komplexes Mittel ist. Oft wird sie den Patientinnen als Placebo, als »Beruhigungspille« verschrieben, um den Betroffenen etwas aus der alternativen Krebstherapie anbieten zu können. In solchen Fällen spielt das Therapiekonzept natürlich weit unter seinen Möglichkeiten, und heilende Wirkungen werden verschenkt. Ernährungsumstellung (Öl-Eiweiß-Kost) und die ayurvedische Panchakarma-Kur (zur Entgiftung nach Chemotherapie) sind sicher als ergänzende Behandlungen empfehlenswert. Auch Homöopathie kann in Frage kommen, wie auch Kunst- und Musiktherapie. Hier bietet sich ein weites Feld, das jede Frau für sich erschließen und ganz auf ihre Bedürfnisse ausrichten kann. Dieses individuelle ganzheitliche Behandlungskonzept kann parallel oder nach Abschluss der schulmedizinischen Therapien greifen und dient der Steigerung der Lebensqualität.

Dickdarmkrebs

Tumorerkrankungen des Verdauungstrakts betreffen am häufigsten den Dickdarm. Die meisten Geschwulste entstehen dabei aus Entartungen der Darmschleimhaut bzw. aus Polypen.

Diagnose: Blut im Stuhl, Wechsel zischen Verstopfung und Durchfall, unerklärliche Müdigkeit und Gewichtsabnahme können erste Anzeichen sein. Mit einer Darmspiegelung lässt sich zweifelsfrei klären, ob ein Tumor vorliegt oder nicht. Mittlerweile gibt es auch eine virtuelle Darmspiegelung. Ihr Nachteil: Der Arzt kann keine Gewebeprobe entnehmen, sondern muss später eine reguläre Darmspiegelung vornehmen. Mit einem neuen Biomarker (KRAS-Status) kann jetzt beurteilt werden, ob Patienten mit einem metastasierten Darmkrebs auf moderne Therapien mit sogenannten EGFR-Hemmern (Wirkstoff Cetuximab) ansprechen oder nicht. So können Patienten, deren Tumor keine KRAS-Mutation aufweist, in hohem Maße von der Therapie mit dem monoklonalen Antikörper in Kombination mit Standard-Chemotherapien profitieren; das führt zu einer besseren Ansprechrate und verringert deutlich das Risiko einer Tumorprogression.

Therapie: Die Operation ist Mittel der Wahl. Bei der nicht radikalen Operation wird ausschließlich der Tumor entfernt ohne Ausräumung der Lymphknoten (wird nur bei sehr alten Patienten oder solchen mit hohem Operationsrisiko durchgeführt). Bei der radikalen Operation werden Tumor und Lymphknoten – Letzteres ist mittlerweile umstritten – entfernt. Kryochirurgie (Vereisungsoperation) kann größere Eingriffe vermeiden helfen. Lasertherapien kommen ebenfalls zum Einsatz. Manche Ärzte empfehlen bei einer anstehenden OP auch eine Lektinblockade in Form einer D-Galaktose-Infusion, um Metastasen zu vermeiden. Die Chemotherapie gehört allerdings zur Standardtherapie, und ähnlich wie bei Brustkrebs kommen parallel auch hier immer häufiger Antikörper zum Einsatz wie der Wirkstoff Cetuximab (Erbitux). Die Bestrahlung spielt bei Darmkrebs eine untergeordnete Rolle.

Alternativen: Hier gilt das Gleiche wie beim Thema Brustkrebs. Treten Lebermetastasen auf, können Frequenztherapien wie Papimi oder Aqua-Tilis helfen (Infos zu Papimi unter www.papimi.de und zur Aqua-Tilis-Therapie unter www.essaidi.nl). Inzwischen belegen Forschungsarbeiten und experimentelle Untersuchungen, dass bei Darmkrebs ayurvedische Phytotherapeutika (Pflanzenheilmittel) das Zellwachstum und die Zellteilung hemmen können.

Lungenkrebs

Rund 32 000 Männer und 12 000 Frauen erkranken hierzulande an diesem Tumor. Während die Zahlen bei Männern leicht rückläufig sind, nehmen sie bei Frauen rasant zu, weil diese immer häufiger zur Zigarette greifen. Der wichtigste Risikofaktor für Lungenkrebs ist das Rauchen. Kleinzellige Karzinome sind im Vergleich zu nicht kleinzelligen nur schwer therapierbar und bilden auch leichter Metastasen.

Diagnose: Erste Anzeichen können Atembeschwerden, chronischer Husten und Brustschmerzen sein. Ist die Erkrankung fortgeschritten, kommt es zu deutlichem Gewichtsverlust. Mittels Röntgenaufnahme oder Computertomographie (CT) lässt sich der Tumor diagnostizieren. Eine Gewebeprobe aus der Lunge sichert dann den Befund ab.

Therapie: Eine Operation ist bei beiden Tumorformen die erste Option. Kleinzellige Bronchialkarzinome gelten als chemotherapiesensibel, daher wird bei fast allen Patienten eine Chemotherapie durchgeführt. Gleiches gilt für die Bestrahlung. Bei nicht kleinzelligen Bronchialkarzinom kommen Chemo- und Strahlentherapie ebenfalls zum Einsatz.

Alternativen: Bei fortgeschrittenem Lungenkrebs dokumentiert eine Studie eine Überlebenszeit mit dem Mistelpräparat Iscador von 9,1 Monaten im Vergleich zu 7,6 Monaten der Kontrollgruppe ohne Iscador. Das zeigt, dass solche Therapien durchaus einen Sinn haben, zumal sie auch während der Therapie eine hohe Lebensqualität aufrechterhalten. Ansonsten spielen Entgiftungsmaßnahmen aus dem Ayurveda oder der Traditionellen Chinesischen Medizin eine wichtige Rolle. Wie genau das individuelle Heilungskonzept am Ende aussieht, hängt vom Patienten ab.

Prostatakrebs

Männer sind Weltmeister im Verdrängen. Vor allem wenn es um solche angstbesetzten Themen wie die Prostatakrebsvorsorge geht. Untersuchungstermine schieben sie dann gerne auf die lange Bank oder ziehen sie erst gar nicht in Betracht. Dabei könnte der regelmäßige Gang zum Arzt vielen Männern das Leben retten. Dank moderner Diagnostikverfahren werden immer häufiger Prostatatumoren entdeckt. Pro Jahr erkranken rund 49 000 Männer am Tumor der Vorsteherdrüse, mehr als 11 000 sterben an den Folgen. Die relative Fünf-Jahres-Überlebenszeit liegt bei etwa 82 Prozent. Obwohl durch den Einsatz neuer diagnostischer Methoden in den letzten Jahren ein steiler Anstieg der Neuerkrankungen zu beobachten ist, »blieben die Sterberaten«, so das Robert-Koch-Institut, »seit 1970 nahezu unverändert«.
Man unterscheidet zwischen Karzinomen, die keine Beschwerden verursachen, klassischen Karzinomen aufgrund körperlicher Beschwerden und den sogenannten asymptomatischen Tumoren, die wegen ihrer Metastasen entdeckt werden.

Diagnose: Beschwerden beim Wasserlassen, Unterbauchschmerzen, häufiger Harndrang, schwacher Urinstrahl. Meistens eine gutartige Vergrößerung der Prostata, aus der sich aber ein Karzinom entwickeln kann. Die meisten Tumoren verursachen keine körperlichen Beschwerden. Sie werden aufgrund erhöhter Tumormarker (PSA) oder durch Tastbefund/Ultraschall entdeckt. Doch der sogenannte PSA-Nachweis, die Bestimmung des prostataspezifischen Antigens (PSA), gilt als unzuverlässig. Liegt Prostatakrebs vor, ist der PSA-Spiegel im Blut extrem erhöht. Bei einem Wert von über vier Nanogramm pro Milliliter Blut empfehlen Urologen deshalb dringend weitere Untersuchungen. Die Crux: Ein PSA-Wert auch unterhalb dieser Grenze muss keine Entwarnung bedeuten, genauso wie ein erhöhter Wert nicht unbedingt durch Prostatakrebs verursacht sein muss. Bei jüngeren Patienten sollte deshalb auch ein PSA-Wert unter vier Nanogramm pro Milliliter Blut mit dem betreuenden Urologen besprochen werden.

Mein Tipp: Erhöhte Tumormarkerwerte erlauben weder eine sichere Diagnose noch eine Therapieplanung. Weitere diagnostische Maßnahmen sind dringend erforderlich: Tastbefund, Biopsie (Gewebeentnahme), Ultraschall, Magnetresonanztomographie (MRT), Computertomographie (CT). Neue Methoden sollen deshalb zusätzliche Sicherheit bei der Diagnostik bringen: Mit einem neuen bildgebenden Verfahren (Ultraschall-Elastrographie) kann beispielsweise tumorverdächtiges Gewebe in der Prostata farblich auf dem Ultraschallmonitor sichtbar gemacht werden. Und beim PCA3-Test werden Prostatazellen aus einer Urinprobe analysiert und ein Score ermittelt, der angibt, wie hoch das Risiko ist, dass man bei einer (erneuten) Biopsie ein Prostatakarzinom entdeckt. Bei fragwürdigen PSA-Werten kann der Test ergänzend eingesetzt werden. Wird nach diesem Vorsorgemuster verfahren, hat der Patient 100-prozentige Sicherheit.

Therapie:

- Bei der **gutartigen Prostatavergrößerung** sorgen Alpharezeptorenblocker für Entspannung der Prostatamuskulatur und erleichtern das Wasserlassen. 5-alpha-Reduktasehemmer verringern das Prostatazellwachstum, allerdings mit heftigen Nebenwirkungen: Impotenz und Libidoverlust. Oder chirurgische Entfernung von Prostatateilen mit Hilfe von Laserstrahl und Schlinge.
- Bei der Operation **lokal begrenzter Tumoren** wird die Prostata mit Samenblase und Samenleiter entfernt (radikale Prostatektomie), ebenso die nahen Lymphknoten und teilweise der Blasenhals. Dadurch müssen Männer mit gravierenden Nebenwirkungen wie Impotenz und Inkontinenz rechnen. Wie die Erfahrungen vieler Selbsthilfegruppen beim Thema Prostatakrebs zeigen, leiden Männer psychisch vor allem unter der nervenaufreibenden Blasenschwäche, die im täglichen Leben ständig präsent ist.

Wichtig: Bisher verfügen nur wenige auf Prostataerkrankungen spezialisierte Kliniken über entsprechendes Operations-Know-how. Die Therapieerfolge in solchen Kompetenzzentren sind in den vergangenen Jahren rasant gestiegen. Die Chemotherapie spielt bei Prostatakrebs eine eher untergeordnete Rolle und kommt bei fortgeschrittenen Tumoren zum Einsatz. Die Strahlentherapie gehört zwar zum Standardprogramm, wird aber von Experten zunehmend kritischer gesehen.

- Bei **fortgeschrittenen Tumoren** vertrauen Ärzte neben der Operation zusätzlich auf die Hormontherapie. Mit sogenannten GnRH-Antagonisten (Gonadotropin-Releasing-Hormon) oder antiandrogenen Substanzen (Flutamid) wird die Produktion von Geschlechtshormonen (Testosteron) blockiert. Rund 80 Prozent aller Tumoren sprechen auf eine solche Hormonbehandlung an. Die Tumorimpfung gilt als neue, vielversprechende Therapieoption, befindet sich aber noch in der Entwicklung. Dabei werden Zellen aus dem Patientenblut gewonnen, mit Tumorantigenen bestückt und wieder in die Blutbahn gespritzt. Dort zeigen sie den zirkulierenden Killerzellen regelrecht Fahndungsfotos der zu bekämpfenden Tumorzellen. Die Methode überzeugt, weil sie die körpereigenen Abwehrmechanismen aktiviert. Bisher galt der hormonbeeinflusste Prostatakrebs als äußerst therapieresistent.

Alternativen:

- **Gutartige Prostatavergrößerung:** Präparate aus der Rinde des Afrikanischen Stinkholzes (Prunus africana) oder aus den reifen Früchten der Sägepalme (Serenoa repens) normalisieren den Harnfluss. Einige Studien zeigen sogar, dass sie genauso wirksam sind wie herkömmliche Medikamente – aber ohne deren Nebenwirkungen. Extrakte aus der Großen Brennnessel (Urtica dioica) und aus Roggen (Secale cereale) sollen ebenfalls wirken. Hilfreich ist Beckenbodengymnastik, und auch bestimmte Yogaübungen können der Prostatavergrößerung vorbeugen.
- **Prostatakrebs:** Bei der Galvanotherapie wird innerhalb des Tumors durch Gleichstrom ein elektromagnetisches Feld aufgebaut und für eine bestimmte Zeit aufrechterhalten. Dies löst neben einer Aktivierung des Immunsystems weitere Effekte aus, wie eine pH-Wert-Verschiebung oder die Störung der Stoffwechselfunktionen in der Tumorzellmembran und intrazellularer Strukturen. Zudem kommt es

im Tumor zu Verschlüssen kleinerer Gefäße und damit zum Absterben des Tumors (Nekrose). In China, Japan, Brasilien, Italien, Dänemark, Schweden und Österreich wird diese Therapie schon seit langem erfolgreich durchgeführt. So dokumentierte die Universität Peking über 9000 behandelte Fälle von Haut-, Brust-, Leber-, Bauchspeicheldrüsen- und vor allem Prostatatumoren. Auch hierzulande kommt die Galvanotherapie mittlerweile immer häufiger zum Einsatz. Gezielt lassen sich damit einzelne Tumoren bei geringsten Nebenwirkungen behandeln, wobei das gesunde Gewebe unverletzt bleibt. Zur systemischen Behandlung ist die Methode aber nicht geeignet. Infos: Edith-Liebergeld-Institut, König-Otto-Str. 48, 83088 Kiefersfelden, Tel. 08033/98203, www.edith-liebergeld-institut.de/perkutane_galvanotherapie.php. Buchtipp: Rudolf Pekar, »Die Perkutane Bio-Elektrotherapie bei Tumoren«.

- Einzelne Erfolge wurden u. a. mit Schwingungsbehandlungen (etwa Papimi-Therapie, www.papimi.de, oder Aqua-Tilis-Therapie, www.essaidi.nl), Homöopathie (Klinik für homöopathische Tumorbehandlungen: Clinica St. Croce, Via del Parco 27, CH-6644 Orselina/Tessin, Tel. 0041/91/7354141, Rezeption von 8.00 bis 12.00 Uhr besetzt, www.clinicasantacroce.ch), Biofeldtherapie (www.gbm-medizin.de) oder auch Mistel erzielt (Gesellschaft Anthroposophischer Ärzte in Deutschland e. V., Roggenstr. 82, 70794 Filderstadt, Tel. 01803/3050559, 9 Cent/min., www.anthroposophischeaerzte.de, mit Arzt- und Kliniksuche). Wissenschaftlich sind alle Methoden aber nicht abgesichert.

Mit Vorsicht abwarten

Kritiker warnen beim langsam wachsenden Prostatakrebs immer wieder vor den Folgen einer »Übertherapie«, denn keine andere Krebsart sei annähernd so wenig aggressiv. Ihrer Meinung nach werde zu viel und zu schnell operiert. Sie unterscheiden zwischen dem sogenannten Haustierkrebs (nicht fortgeschrittenes Stadium/wenig hormonaktiv), der häufig vorkommt

und mit dem Männer lange und ohne Komplikationen leben können, und dem weitaus selteneren und behandlungsbedürftigen Raubtierkrebs (fortgeschritten/extrem hormonaktiv/therapieresistent). Schließlich könne, so argumentieren sie, die aktive Überwachung insbesondere für ältere Patienten mit nicht fortgeschrittenem Prostatakrebs durchaus die Therapie der Wahl sein. Das zeigen auch aktuelle Forschungsarbeiten der John-Hopkins-Universität Baltimore in den USA und der Universität Toronto in Kanada, die zu ähnlichen Ergebnissen kommen. Wer sich gegen eine Operation und für die Methode des »watchful waitings« (vorsichtiges Abwarten) entscheidet, muss damit leben, dass bisher keine zuverlässige Methode existiert, die zweifelsfrei zwischen Raubtier- und ungefährlicherem Haustierkrebs unterscheiden kann. Ein Restrisiko bleibe, wie Schulmediziner immer wieder warnen.
Wichtig: Engmaschige Kontrollen in Absprache mit dem Arzt. Befunde immer durch weitere klinische Untersuchungen absichern, gegebenenfalls durch Biopsie sowie gängige bildgebende Verfahren wie Ultraschall, Endoskopie, Computertomographie (CT), Magnetresonanztomographie (MRT) oder Positronenemissionstomographie (PET). Eine DNA-Bildzytometrie dient zusätzlicher Sicherheit, ob und in welchem Ausmaß der Tumor tatsächlich bösartig ist. Sehr empfehlenswert! Und denken Sie immer daran: Eine Operation ist ein massiver Eingriff und trotz verbesserter Methoden mit oft nachhaltigen Folgen wie Inkontinenz oder Impotenz verbunden. Das will abgewogen sein. Viele Männer leiden nach einer Prostataoperation weniger unter den Folgen der Impotenz als vielmehr unter den psychischen Belastungen durch die Inkontinenz.
Infos: Bundesverband Prostata Selbsthilfe e.V., Alte Str. 4, 30989 Gehrden, Tel. 0180/5287574 (Beratungs-Hotline von 15.00 bis 18.00 Uhr; Kosten: 14 Cent/min im Festnetz der Deutschen Telekom), www.prostatakrebs-bps.de; Deutsche Konti-

nenz Gesellschaft e. V., Friedrich-Ebert-Str. 124, 34119 Kassel, Tel. 0561/780604, www.kontinenz-gesellschaft.de; Deutsche Arbeitsgemeinschaft Selbsthilfegruppen e. V., c/o Stabsstelle, Lehmkuhle 4, 37191 Gillersheim, www.dag-shg.de.

Rheuma

Die häufigste Form ist die rheumatoide Arthritis, eine Gelenkentzündung, die vor allem bei Frauen verbreitet ist. Sind viele Gelenke betroffen, sprechen Fachleute von Polyarthritis. Zwischen dem 30. und 50. Lebensjahr treten die ersten Symptome auf, doch zunehmend sind auch Jugendliche von Rheuma betroffen. Ursache der Entzündung ist eine Autoimmunreaktion gegen die Gelenkinnenhaut, die von Antikörpern zerstört wird, was in der Folge starke Schmerzen verursacht und das Gelenk dauerhaft zerstört. Die Diagnostik von Rheuma ist nicht immer ganz einfach, da die WHO rund 200 verschiedene Krankheiten unter dem Begriff »rheumatischer Formenkreis« zusammenfasst. Da sich Symptome überschneiden, ist ein einwandfreier Befund vor einer Therapie chronischer Gelenkbeschwerden von entscheidender Bedeutung.

Diagnose: Meist beginnt die Erkrankung mit morgendlichen Gelenkschmerzen oder Gelenksteifigkeit. Abgeschlagenheit und Müdigkeit können ebenfalls Symptome sein. Bei der Behandlung der betroffenen Gelenke muss der Arzt zwischen akutem und chronischem Rheuma unterscheiden. Bei akutem Rheuma sind die Gelenke stark erwärmt, bei chronischem Rheuma eher kalt und geschwollen. Anhand von Blutuntersuchungen, Ultraschall und Kernspintomographie (MRT) sollte eine sichere Diagnose erfolgen.

Therapie: Nicht steroidale Antirheumatika (NSAR) wirken schmerzlindernd und hemmen die Entzündung. Eine dauerhafte Einnahme ist allerdings nicht zu empfehlen, da die Magenschleimhaut gereizt sowie die Nierenfunktion gestört werden kann. Auch Kortison kann helfen, es wird direkt ins Gelenk gespritzt. Die Maßnahme bringt aber nur kurzzeitig Linderung und sollte nur so lange eingesetzt werden, bis eine Basistherapie greift. Nachteile: bei langfristiger Einnahme Osteoporose, Wassereinlagerungen, Bluthochdruck, Stoffwechselprobleme bis hin zu Diabetes. Langzeittherapeutika wie etwa Methotrexat sollen den zerstörerischen Immunprozess stoppen. Bei Wirkung und Nebenwirkung bieten sie das beste Verhältnis. Wichtig: Blutbild, Leber- und Nierenwerte regelmäßig kontrollieren. Die beste Wirkung versprechen sogenannte Biologicals (Zytokinantagonisten) und Immunmodulatoren, die gezielt in die fehlgeleitete Abwehrreaktion eingreifen. Da sie das Immunsystem unterdrücken, muss mit nachhaltigen Nebenwirkungen gerechnet werden. Zudem sind sie sehr teuer.

Alternativen:

- Exzellente Erfolge erzielt die ayurvedische Medizin bei rheumatischen Erkrankungen mit Panchakarma-Kuren, die der Reinigung des Körpers dienen. Neben einer Ausleitung der Gifte durch Heilpflanzenextrakte und Ölmassagen wird auch die Ernährung umgestellt. Die Kuren sollten, um eine Nachhaltigkeit zu erzielen, mindestens drei Wochen dauern. In Indien und auf Sri Lanka findet Ayurveda in seiner ursprünglichen Form statt und hat nichts mit den europäischen Vorstellungen von Wellness-Ayurveda zu tun. Wer sich nicht von den landestypischen Bedingungen in Asien abschrecken lässt, findet dort optimale Bedingungen. Ich habe jedenfalls in diesen Ländern nur die besten Erfahrungen gesammelt (z. B. »Greystones Villa« in Diyatalawa, Sri Lanka, Kontakt über Nandhi Ayurvedic Therapies GmbH, Christophstr. 5, 70178 Stuttgart, Tel. 0711/2348144, www.greystones-villa.de). Wer lieber in der Heimat bleiben will, ist in der Habichtswald-Klinik in Kassel gut aufgehoben (Habichtswald-Klinik-Ayurveda, Wigandstr. 1, 34131 Kassel, Tel. 0561/310899, www.habichtswaldklinik-ayurveda.de oder www.ayurveda-klinik.de). Natürlich ist das Ganze auch eine Preisfrage: Panchakarma-Kuren sind in Asien mindestens um die Hälfte günstiger als in Europa und bieten qualitativ oft ein höheres Niveau (allein schon wegen des dortigen Angebots an Heilpflanzen und Dekokten) als hierzulande.

- Auch homöopathische Mittel können in Frage kommen, z. B. Bryonia (Weiße Zaunrübe), wenn das Gelenk entzündet und rötlich geschwollen ist sowie einen stechenden Schmerz verursacht. Oder Kalmia (Berglorbeer) bei klimabedingten Schmerzen in Wirbelsäule und Gelenken. Auch Rhododendron, Ledum palustre (Wilder Rosmarin) oder Ruta graveolus (Weinraute) können helfen. Über das genaue Mittel und die Potenzierungsstufe kann aber nur der Homöopath oder ein entsprechend ausgebildeter Arzt entscheiden. Keine Selbstmedikation!
- Bei chronischem Rheuma helfen Einreibungen mit Cayennepfefferöl, die Durchblutung zu verbessern und den Schmerz zu lindern. Brennnesselextrakt wird seit Jahrhunderten bei rheumatischen Beschwerden eingesetzt. Im Labor konnten die antientzündlichen Effekte nachgewiesen werden.
- Umschläge schaffen Linderung bei entzündeten, heißen Gelenken: 1 EL Quark mit 10 Tropfen Arnikatinktur mischen, auf ein Tuch geben und die betroffenen Stellen damit bedecken.

Rückenschmerzen

Rund 80 Prozent der Deutschen leiden irgendwann in ihrem Leben unter Rückenschmerzen. Doch die Ursachen für die Malaise lassen sich nur selten klären – nur bei jedem fünften Patienten. Diagnostik und Therapie sind aufwendig und verschlingen Jahr für Jahr bis zu 20 Milliarden Euro. Über 90 Prozent der Schmerzepisoden klingen innerhalb von zwei bis drei Wochen mit oder ohne Therapie wieder ab. Meist enttäuscht von schulmedizinischen Methoden, wenden sich viele Patienten alternativen Therapien zu.

Diagnose: Stechende, plötzliche Schmerzen im Bereich der Lendenwirbel sprechen für einen Hexenschuss (Lumbago). In einigen Fällen kann er aber auch durch einen Bandscheibenvorfall ausgelöst werden. Die

Schmerzen steigern sich dann so weit, dass Empfindungsstörungen und Lähmungen vor allem in den Beinen auftreten. In der Computertomographie (CT) und Magnetresonanztomographie (MRT) lassen sich solche Bandscheibenvorfälle eindeutig nachweisen.

Therapie: Nicht alle Bandscheibenvorfälle sind behandlungswürdig. Viele gehen von alleine wieder zurück. Bei leichten bis mittelstarken Schmerzen helfen nichtsteroidale Antirheumatika (NSAR) mit den Wirkstoffen Acetylsalicylsäure, Ibuprofen oder Diclofenac – vor allem dann, wenn diese durch Entzündungen verursacht sind. Nachteil: Bei längerer Einnahme können sie den Magen-Darm-Trakt und die Nieren belasten. Selektive COX-2-Hemmer wirken ebenfalls entzündungshemmend, können aber gefäßschädigende Wirkungen haben und sind für Herzpatienten deshalb nicht geeignet. Bei der Akutversorgung verwendet die Schulmedizin schmerzstillende, entzündungshemmende und muskelentspannende Arzneien, die direkt in die betroffene Nervenwurzel gespritzt werden (peridurale Infiltration). Mittels Operation werden frische Bandscheibenvorfälle behandelt; dabei wird der Gallertkern chemisch verflüssigt (Chemonukleolyse) oder mittels Laser abgetragen. Viele Bandscheibenoperationen seien allerdings überflüssig, kritisieren Experten. Die betroffenen Stellen würden später mehr Probleme machen als zuvor. Außerdem gingen die Beschwerden in den meisten Fällen von allein zurück.

Alternativen:

- Zur Akupunktur gibt es zahlreiche Studien, die zeigen, dass die Methode insbesondere bei chronischem Rückenschmerz helfen kann. Chiropraktische und osteopathische Techniken habe ich selber kennen- und schätzen gelernt. Selbst schwerste Rückenschmerzen waren innerhalb von 14 Tagen verflogen. Allerdings kommt es in diesen Fällen auf den Erfahrungsschatz und die Qualität des Therapeuten an. Massagen helfen bei muskulären Verspannungen genauso wie die Progressive Muskelentspannung nach Jacobson.
- Auch viele Heilpflanzen bringen Linderung. Capsaicin (Wirkstoff aus den getrockneten Früchten des Cayennepfeffers), in Salbe verar-

beitet, wärmt verspannte Stellen. Die Teufelskralle (Harpagophytum procumbens) wirkt entzündungshemmend und leicht schmerzlindernd wie auch der Beinwell (Symphytum officinale).

- In der Homöopathie kommen bei Rückenschmerzen Aconitum (Eisenhut) bei Hexenschuss nach Verkühlung, Arnica montana (Bergwohlverleih) nach Verheben oder Überanstrengung und Nux vomica (Brechnuss) bei nervösen Verspannungen zum Einsatz.

Yogaübungen für einen starken Rücken

Damit es erst gar nicht zu Rückenschmerzen kommt, haben sich im Yoga folgende fünf Übungen für ein geschmeidiges Kreuz bewährt:

- **Kobra (Bhujangasana)**
  Nehmen Sie die Bauchlage ein. Die Fußrücken sind nebeneinander auf dem Boden ausgestreckt. Handflächen liegen auf Taillenhöhe am Körper. Die Finger zeigen geradeaus nach vorn. Drücken Sie sich mit dem Einatmen leicht vor und hoch. Die Schulterblätter hängen, das Becken bleibt in Bodenkontakt. Kopf in den Nacken legen, Arme leicht anwinkeln, ohne dass auf ihnen Gewicht ruht. Die Rückenmuskeln halten den Körper in der Biegung. Ruhig durch die Nase atmen. 30 Sekunden halten. Fünfmal wiederholen.
- **Kamel (Ushtrasana)**
  Gehen Sie in den Kniestand. Lehnen Sie sich langsam zurück und greifen Sie nacheinander mit den Händen zu den Füßen. Die Handflächen liegen flach auf den nach oben gerichteten Fußsohlen. Das Becken weit nach vorne schieben. Die Wirbelsäule ist jetzt stark nach hinten gebeugt. Gesäßmuskeln anspannen. Ruhig atmen.
- **Bogen nach unten (Dhanurasana)**
  Nehmen Sie die Bauchlage ein. Der Hals ist gerade nach vorne gestreckt. Die Beine sind nebeneinander, die Knie ge-

beugt. Umfassen Sie die Fußknöchel und ziehen Sie die Schulterblätter nach hinten. Dann die Beine hochziehen und die Arme strecken. Der Oberkörper ist jetzt gebogen. Nur Rumpf und Rippenbogen haben noch Bodenkontakt.

- **Bogen nach oben (Urdhva Dhanurasana)**
  Nehmen Sie die Rückenlage ein. Die Beine sind angewinkelt, die Handflächen liegen neben dem Kopf. Fingerspitzen zeigen Richtung Füße. Den Rumpf sanft nach oben drücken. Die Arme sind gestreckt. Versuchen Sie, die Füße noch näher zum Kopf zu bringen. In der Spannung so lange bleiben, wie Sie sich wohl fühlen.
- **Drehsitz (Ardha Matsyendrasana)**
  Setzen Sie sich zuerst mit gestreckten Beinen aufrecht hin. Rechtes Bein nach oben anwinkeln, Fußsohle auf Höhe der Außenseite des jetzt abgewinkelten linken Knies flach aufsetzen. Den Rumpf langsam nach rechts drehen. Den linken Ellenbogen zur Außenseite des rechten Oberschenkels bringen. Mit dem rechten Arm abstützen. Der Blick geht über die rechte Schulter nach hinten. Ruhig, langsam und tief in die Drehung atmen. Spannung halten. Danach die Seite wechseln.

Sich auf den Weg machen

Chronische Erkrankungen können manchmal auch mehrere Ursachen haben. Es liegt an Ihnen, diese Faktoren auszuschalten oder so zu verändern, dass sie Ihrer Gesundheit keinen Schaden mehr zufügen. Das verhält sich dann wie mit der besagten Zwiebel: Schale für Schale muss entfernt werden, um bis zum Kern vorzustoßen. So verläuft der Weg zur Gesundung, vielleicht auch zur Heilung. Doch das erfordert viel Kraft, dauert lange und geht nur Schritt für Schritt, aber es verändert Sie auch im positiven Sinne! Ohne Veränderung ist Heilung nicht möglich. Sie sind es ganz alleine, der sich heilt. Auf diesem Wege können Ihnen schulmedizinische und alternative Therapiekonzepte helfen. Letztere, obwohl immer wieder angefeindet, erreichen dabei Ebenen des Körpers, der Seele und des Geistes, die mit herkömmlichen Methoden allein nicht zu erreichen sind. Vielmehr müssen Sie neue Wege beschreiten, auf jeden Fall bestimmen Sie alleine den Wegverlauf. Ärzte und Therapeuten, Arzneien und Behandlungsmethoden helfen, dass Sie am Ende die bestmögliche medizinische Versorgung bekommen.

Das 30-Punkte-Programm für eine optimale Behandlung

Diabetes, Migräne, Rheuma oder Krebs – was bei chronischen Erkrankungen zu tun ist, habe ich hier auf Basis eigener Erfahrungen zusammengestellt:

1. Verstehen Sie sich immer als einen aktiven, mündigen Patienten, der Diagnose und Therapie auf seine Weise mitbestimmt und dem Arzt nicht blind vertraut.
2. Schreiben Sie Ihre Fragen im Vorfeld auf, dann vergessen Sie beim Arztgespräch nichts Wichtiges. Immer nachfragen, wenn etwas unklar erscheint oder Sie seine Ausführungen nicht verstanden

haben. Der Arzt ist für Sie da, und Sie haben ein Recht darauf, dass er sich für Sie Zeit nimmt. Checklisten für solche Gespräche finden sich im Internet (siehe Kapitel »Checklisten fürs Arztgespräch«, Seite 30).

3. Informieren Sie Ihren Arzt genau über Ihre Vorerkrankungen (notfalls Befunde mitnehmen) und über bestehende Allergien sowie darüber, welche Medikamente Sie in welcher Dosierung einnehmen. Das gilt insbesondere auch für nicht verschreibungspflichtige Arzneien bis hin zu Nahrungsergänzungsmitteln. Die Gefahr von gesundheitsbedrohenden Wechselwirkungen kann dadurch reduziert werden.
4. Wenn Untersuchungen und Tests mit Ihnen gemacht wurden (zum Beispiel das Anlegen von Pilzkulturen beim Hautarzt), fragen Sie nach. Ärzte neigen nicht unbedingt dazu, Sie automatisch über den Befund zu informieren. Am besten vereinbaren Sie einen Termin, an dem Sie die Testergebnisse abfragen können.
5. Achten Sie auf die technische Ausstattung der Praxis und darauf, welche Erfahrungen der Arzt auf seinem Gebiet hat. Das gilt insbesondere bei der Brustkrebsvor- und -nachsorge. Je mehr Mammographie- oder Sonographieuntersuchungen er durchgeführt hat, desto besser. Sonographiegeräte sollten auf keinen Fall älter als fünf Jahre sein! Die technologischen Sprünge auf diesem Sektor sind einfach zu rasant. Modernste Geräte erlauben präzise und strahlungsfreie Einblicke in feinste Gewebestrukturen, was noch vor wenigen Jahren für unmöglich gehalten wurde. Bei engmaschigen Verlaufskontrollen ist die nicht belastende Sonographie die Diagnostik der Wahl.
6. Versuchen Sie immer, mit einem Partner/Verwandten/Freund zur Diagnosebesprechung zu kommen. Bei extrem belastenden Situationen kann solche Unterstützung sehr hilfreich sein, Sie emotional auffangen und das Gespräch wieder auf eine sachliche Ebene bringen.
7. Lassen Sie sich vom Arzt zu keiner übereilten Entscheidung drängen. Es ist meist mehr Zeit für eine Therapieentscheidung vorhanden, als man denkt (zwei bis drei Wochen).

8. Fachbücher und Fachgesellschaften helfen bei der Beschaffung der Erstinformationen zum Krankheitsbild. Internetrecherche lohnt sich bei seriösen Quellen (Datenbanken).
9. Falls Sie auf speziellen Medizinseiten im Internet nach Informationen suchen, sollten Sie nur zertifizierte Portale nutzen.
10. Suchen Sie Informationen zu Krankenhäusern, können Ihnen die Webseiten der Klinikführer weiterhelfen. Die regelmäßigen Qualitätsberichte der deutschen Krankenhäuser werden dort lesbar umgesetzt, und auch die Patientenzufriedenheit wird zum Teil in die Daten einbezogen. Wählen Sie dabei möglichst eine Klinik, an der der Eingriff schon häufig durchgeführt wurde. Das ist zumindest ein Indiz dafür, dass die Ärzte dort über große Erfahrungen in diesem Bereich verfügen.
11. Sprechen Sie mit Gesundheitsberatern (Verbraucherzentralen), Verwandten oder Freunden über Ihre Recherche-Ergebnisse. Kommunikation ist wichtig. Je mehr Sie reden, desto mehr verliert sich auch Ihre Angst, und Sie bleiben handlungsfähig.
12. Gibt es in der Diagnostik Unklarheiten, holen Sie notfalls eine zweite Meinung von einem anderen Arzt ein (»second opinion«). Die Möglichkeit wird auch von einigen Kliniken angeboten. Bestehen in der Tumordiagnostik noch Zweifel, sollten Sie diese Möglichkeit auf jeden Fall wahrnehmen – sie kann therapieentscheidend sein! Das gilt auch für den histologischen Befund (Gewebeproben), denn der ist am allerwichtigsten, wenn es etwa um die Hormon- oder Chemosensitivität eines Tumors geht. Hier gibt es neue Testverfahren, die noch nicht überall Standard sind. Auf Anfrage können diese Untersuchungen von einigen spezialisierten Labors durchgeführt werden (wird aber nicht von den Kassen bezahlt). Lassen Sie die Analyse des Tumors in einer qualitätsgesicherten Pathologie durchführen. Gegebenenfalls sollten Sie den Gewebeblock des Tumors einem zweiten Gutachter zukommen lassen.
13. Die Vorgehensweise bei der Operation und deren Risiken schon weit im Vorfeld Schritt für Schritt erklären lassen und eventuell gegenchecken. Wichtig: Stellen Sie vor der Operation sicher, dass Sie, der Chirurg, der Stationsarzt und der Anästhesist über das, was ge-

tan werden soll, übereinstimmen. Lassen Sie notfalls den Bereich, der operiert werden soll, mit einem Filzstift markieren (linkes Knie, rechte Schuler etc.).

14. Scheuen Sie keine klaren Worte. Sie brauchen ein Maximum an Informationen und keine Desinformation.
15. Klären Sie, welche alternativen Therapien möglich sind und welche Risken dort lauern. Seien Sie besonders vorsichtig bei mythenhaften Heilsversprechungen. Solche Dinge kann Ihnen kein Therapeut wirklich seriös versprechen!
16. Lassen Sie sich nicht überreden oder drängen, schulmedizinische Therapien durch ausschließlich alternative Therapien zu ersetzen. Wenn Ihnen Heilpraktiker, Homöopathen oder Heiler dazu raten, ist Vorsicht geboten. Verlassen Sie lieber gleich deren Praxis, zum Wohle Ihrer Gesundheit!
17. Alternative Therapien immer kritisch prüfen. Nur wenn Sie der Entscheidung positiv gegenüberstehen, können Sie auch deren Konsequenzen tragen. Sonst ist die Enttäuschung groß, wenn es schiefgeht. »Hätte ich doch bloß« oder »Wie konnte ich mich nur darauf einlassen« sind dann übliche Reaktionen, die Sie lähmen und deprimieren. Sie tragen das volle Risiko und niemand anderer. Bedenken Sie das immer. Eine solche Entscheidung kostet immense Kraft.
18. Immer mit dem betreuenden Arzt Ihr Vorgehen abstimmen. Sie müssen sich ihm und seinen Einwänden stellen, nur so können Sie sicher sein, dass Sie die richtige Entscheidung treffen.
19. Nicht jede schulmedizinische Therapie hilft, und in manchen Fällen bringt sie einen dramatischen Verlust an Lebensqualität – vor allem in der Krebstherapie. Überlebenszeiten nach Chemotherapien sind zum Beispiel bei fortgeschrittenen, metastasierten Brusttumoren oft nicht besser als unter einer komplementärmedizinischen (andere Bezeichnung für alternative Therapien) Begleittherapie, die ihr Leben aber bei weitem nicht so massiv beeinträchtigt.
20. Alternative Therapien wie die Misteltherapie werden von den Kassen bezahlt, andere wiederum nicht. Wenn Sie also andere Behandlungsmethoden als die schulmedizinischen einschlagen wollen, kos-

tet das zusätzlich Geld. Aber allein an den Kosten sollten komplementärmedizinische Therapien nicht zwangsläufig scheitern. Zur Not verzichtet Ihre Familie auf den Urlaub oder etwas anderes. Schließlich geht es um Ihre Gesundheit!

21. Nicht nur die negativen Folgen der Erkrankung sehen. Erkennen Sie auch die Chancen, die Sie haben. So gewinnen Sie neuen Lebensmut. Es ist wichtig, dass Ihnen Ihr Leben trotz aller Beeinträchtigungen wieder Freude bereitet.
22. Scheuen Sie sich nicht, notfalls psychologische Hilfe in Anspruch zu nehmen. Das ist nichts Ehrenrühriges und hat nichts mit Seelenklempnerei zu tun. Sie müssen schließlich wieder zu Kräften kommen und positiv auf das Leben eingestimmt sein. Da ist jedes Hilfsmittel recht.
23. Auch Ihr direktes persönliches Umfeld spielt eine Rolle. Was stört Sie, was nicht? Trennen Sie sich von unnützen Dingen und notfalls von Menschen, beispielsweise von einem Partner, Lebensgefährten oder guten Freund, wenn Sie sich enttäuscht, ausgenutzt oder jahrelang missverstanden fühlten und für Sie keine gemeinsame Basis mehr zu finden ist. Bringen Sie Ordnung in Ihr Leben. Auch das hat heilende Wirkung. Schon Pfarrer Kneipp hatte das erkannt, deshalb ist die Ordnungstherapie eine tragende Säule in seinem Behandlungskonzept.
24. Nutzen Sie die Heilkraft des Sports. Regelmäßige Bewegung ist das Beste für Ihren Körper. Sie beugt Herzkrankheiten vor, selbst Krebs und Demenz. Nebenbei erleben Sie die Kraft der Glückshormone (Endorphine). Mit kombiniertem Kraft- und Ausdauertraining bauen Sie Ihre Muskulatur wieder auf, verbrennen überflüssiges Bauchfett und senken das Risiko einer Arteriosklerose. Außerdem reduzieren Sie die Produktion von Östrogenen, was u. a. die Gefahr von Brust- und Prostatakrebs reduzieren kann.
25. Auch um eine Ernährungsumstellung kommen Sie nicht herum. Bei Diabetes Typ 2 ist sie sogar das Mittel der Wahl (zum Beispiel die Logi-Diät mit einer Umstellung auf eine zucker- und stärkereduzierte Kost; Infos unter www.logi-methode.de) und kann sogar das Spritzen von Insulin überflüssig machen. Übrigens: 35 Prozent

aller Krebserkrankungen werden auf falsche Ernährung zurückgeführt. Wer zum Beispiel viel Obst und Gemüse isst, nimmt zahlreiche schützende Nähr- und Wirkstoffe auf, so Prof. Michael Hamm in seinem neuen Buch über Lebensmittel, die das Krebsrisiko senken (»Gib Krebs keine Chance«, Knaur Verlag).

26. Bauen Sie Stress ab. Er gilt inzwischen als einer der wichtigsten Auslöser für chronische Erkrankungen wie Migräne oder Herz-Kreislauf-Beschwerden. Meditation, Autogenes Training, Yoga, Tai-Chi oder Qigong sind ideal und stärken binnen kurzer Zeit Ihr körperliches und seelisches Wohlbefinden. Sie werden erleben, wie Ihre Beweglichkeit und Ihre Kraft zunehmen, körperlich wie geistig. Denken Sie daran: Veränderung tut Ihrer Seele gut!
27. Seien Sie kreativ und machen Sie das, was Sie schon immer mal machen wollten: Malen, Bildhauern, Tanzen, Bergsteigen, Gärtnern, Boxen, egal, was. Fangen Sie damit an. Sie können darauf nicht Ihr Leben lang warten. Die therapeutische Wirkung von Musik, Kunst, Sport und Natur ist vielfach belegt.
28. Spüren Sie die Kraft tierischer Heiler. Ob Hunde, Katzen, Vögel, Leguane, Ratten oder Pferde – Tiere tun unsere Seele gut. Sie reduzieren den Stress, mindern das Risiko eines Herzinfarkts, stärken das Immunsystem, beflügeln das Immunsystem und können Kinder vor Allergien schützen. Bitte denken Sie daran: Tiere dienen keinem Selbstzweck. Sie brauchen Ihre Liebe, Zuwendung und Pflege. Wenn Sie das nicht garantieren können, sollten Sie lieber die Hände davon lassen.
29. Erleben Sie die Kraft der Natur. Sich an der frischen Luft zu bewegen und Sonnenlicht zu tanken baut nicht nur Stress ab, es fördert unter anderem auch die Produktion von Vitamin D, das nach neuesten Studien vor Herzinfarkt sowie Krebs schützen soll und auch das Osteoporoserisiko senkt.
30. Vor allem aber vertrauen Sie sich und Ihrem Glauben. Es gibt eine höhere Kraft, die machtvoller und stärker ist als jede Krankheit. So finden Sie neue Zuversicht und Ihren Weg zur Gesundung.

Danksagung

Für die vielen und interessanten Gespräche, die ich im Verlaufe der Recherche zu diesem Buch führen durfte, möchte ich mich besonders bedanken bei: Prof. Bernhard-Joachim Hackelöer, Prof. Gerd Glaeske, Prof. Max Geraedts, Prof. Volker Fintelmann, Prof. Maximilian Moser, Dr. Ananda Samir Chopra, Dr. Gabriele Ziesing, Dr. Reinhard Minzlaff, Dr. Dorothee Grünholz, Dr. Marcus Roggatz, Dr. Axel Moormann, Dr. Jürgen Gebhardt, Aldo Berti und den vielen anderen, die mir vertrauensvoll mit Rat und Tat zur Seite standen. Ohne deren Anregungen, Kritik und Informationen wäre dieses Buch wohl nicht in dieser Form entstanden. Nicht zu vergessen die vielen Erfahrungsberichte und Tipps von den Menschen, die den Medizinbetrieb wohl am besten mit all seinen Höhen und Tiefen, Vor- und Nachteilen kennengelernt haben – die Patienten und ihre Angehörigen. Ihnen widme ich dieses Buch, damit sie finden, was ihnen das Wichtigste ist: Gesundheit.

Literatur

Bartens, Werner: *Auf Kosten der Patienten.* Eichborn Verlag

Bauhofer, Ulrich: *Aufbruch zur Stille.* Lübbe

Berti, Aldo: *Geistheilung und Energiearbeit.* Schirner

Blech, Jörg: *Heilen mit Bewegung.* Fischer

Bopp, Annette: *Die Mistel – Heilpflanze in der Krebstherapie.* Verlag Rüffer & Rub

Budwig, Johanna: *Die Öl-Eiweiß-Kost.* Sensei Verlag

Dobos, Gustav: *Die Kräfte der Selbstheilung aktivieren!* Zabert Sandmann

Fintelmann, Volker: *Warnsignale des Körpers.* Gräfe & Unzer

Francken, Georg: *Dem Krebs entkommen.* Systemed

Grunert, Peter: *Diabetes ganzheitlich behandeln.* Knaur Ratgeber Verlag

Grünwald, Jörg; Jännicke, Christof: *Grüne Apotheke.* Gräfe & Unzer

Hartwig, Renate: *Der verkaufte Patient.* Pattloch

Herbert, Sibylle: *Überleben Glückssache.* Scherz

Hirneise, Lothar: *Chemotherapie heilt Krebs und die Erde ist eine Scheibe.* Verlag Sensei

Kappauf, Herbert: *Wunder sind möglich.* Herder

Kappauf, Herbert; Gallmeier, Walter M.: *Nach der Diagnose Krebs – Leben ist eine Alternative.* Herder

Kushi, Aveline: *Aveline Kushi's großes Buch der makrobiotischen Küche.* Ost-West-Verlag

Kushi, Michio: *Natürliche Heilung mit Makrobiotik.* Ost-West-Verlag

Lauterbach, Karl: *Gesund im kranken System.* Rowohlt

LeShan, Lawrence: *Psychotherapie gegen den Krebs.* Klett-Cotta

Neukirchen, Heide: *Das Patienten-Dilemma.* Heyne

Thorbrietz, Petra: *Gesundheit aus dem Darm.* Zabert Sandmann

Weiss, Hans: *Korrupte Medizin.* Kiepenheuer & Witsch

Worm, Nicolai: *Heilkraft D.* Systemed

Worm, Nicolai: *Logi-Methode.* Systemed

Register

Liebe Leserin, lieber Leser,
hat Ihnen dieses Buch weitergeholfen? Für Anregungen, Kritik, aber auch für Lob sind wir offen. So können wir in Zukunft noch besser auf Ihre Wünsche eingehen. Schreiben Sie uns, denn Ihre Meinung zählt!
Ihr TRIAS Verlag

E-Mail Leserservice:
heike.schmid@medizinverlage.de

Adresse:
Lektorat TRIAS Verlag, Postfach 30 05 04,
70445 Stuttgart
Fax: 0711-8931-748

Bibliografische Information
der Deutschen Nationalbibliothek
Die Deutsche Nationalbibliothek verzeichnet diese Publikation in der Deutschen Nationalbibliografie; detaillierte bibliografische Daten sind im Internet über http://dnb.d-nb.de abrufbar.

Programmplanung: Franz Leipold
Redaktion: Helene Weinold, Violau
Umschlaggestaltung und -illustration:
CYCLUS Visuelle Kommunikation
Layout, Satz und DTP: Gaby Herbrecht, Mindelheim
gesetzt in: InDesign CS4
Druck: AZ Druck und Datentechnik GmbH, Kempten
Gedruckt auf chlorfrei gebleichtem Papier

Printed in Germany

ISBN 978-3-8304-3584-6
1 2 3 4 5 6

Wichtiger Hinweis:
Wie jede Wissenschaft ist die Medizin ständigen Entwicklungen unterworfen. Forschung und klinische Erfahrung erweitern unsere Erkenntnisse, insbesondere was Behandlung und medikamentöse Therapie anbelangt. Soweit in diesem Werk eine Dosierung oder eine Applikation erwähnt wird, darf der Leser zwar darauf vertrauen, dass Autor, Herausgeber und Verlag große Sorgfalt darauf verwandt haben, dass diese Angabe dem Wissensstand bei Fertigstellung des Werkes entspricht.
Für Angaben über Dosierungsanweisungen und Applikationsformen kann vom Verlag jedoch keine Gewähr übernommen werden. Jeder Benutzer ist angehalten, durch sorgfältige Prüfung der Beipackzettel der verwendeten Präparate und gegebenenfalls nach Konsultation eines Spezialisten festzustellen, ob die dort gegebene Empfehlung für Dosierungen oder die Beachtung von Kontraindikationen gegenüber der Angabe in diesem Buch abweicht. Eine solche Prüfung ist besonders wichtig bei selten verwendeten Präparaten oder solchen, die neu auf den Markt gebracht worden sind. Jede Dosierung oder Applikation erfolgt auf eigene Gefahr des Benutzers. Autor und Verlag appellieren an jeden Benutzer, ihm etwa auffallende Ungenauigkeiten dem Verlag mitzuteilen.

Die Ratschläge und Empfehlungen dieses Buches wurden von Autor und Verlag nach bestem Wissen und Gewissen erarbeitet und sorgfältig geprüft. Dennoch kann eine Garantie nicht übernommen werden. Eine Haftung des Autors, des Verlages oder seiner Beauftragten für Personen-, Sach- oder Vermögensschäden ist ausgeschlossen.
Geschützte Warennamen (Warenzeichen) werden nicht besonders kenntlich gemacht. Aus dem Fehlen eines solchen Hinweises kann also nicht geschlossen werden, dass es sich um einen freien Warennamen handelt.